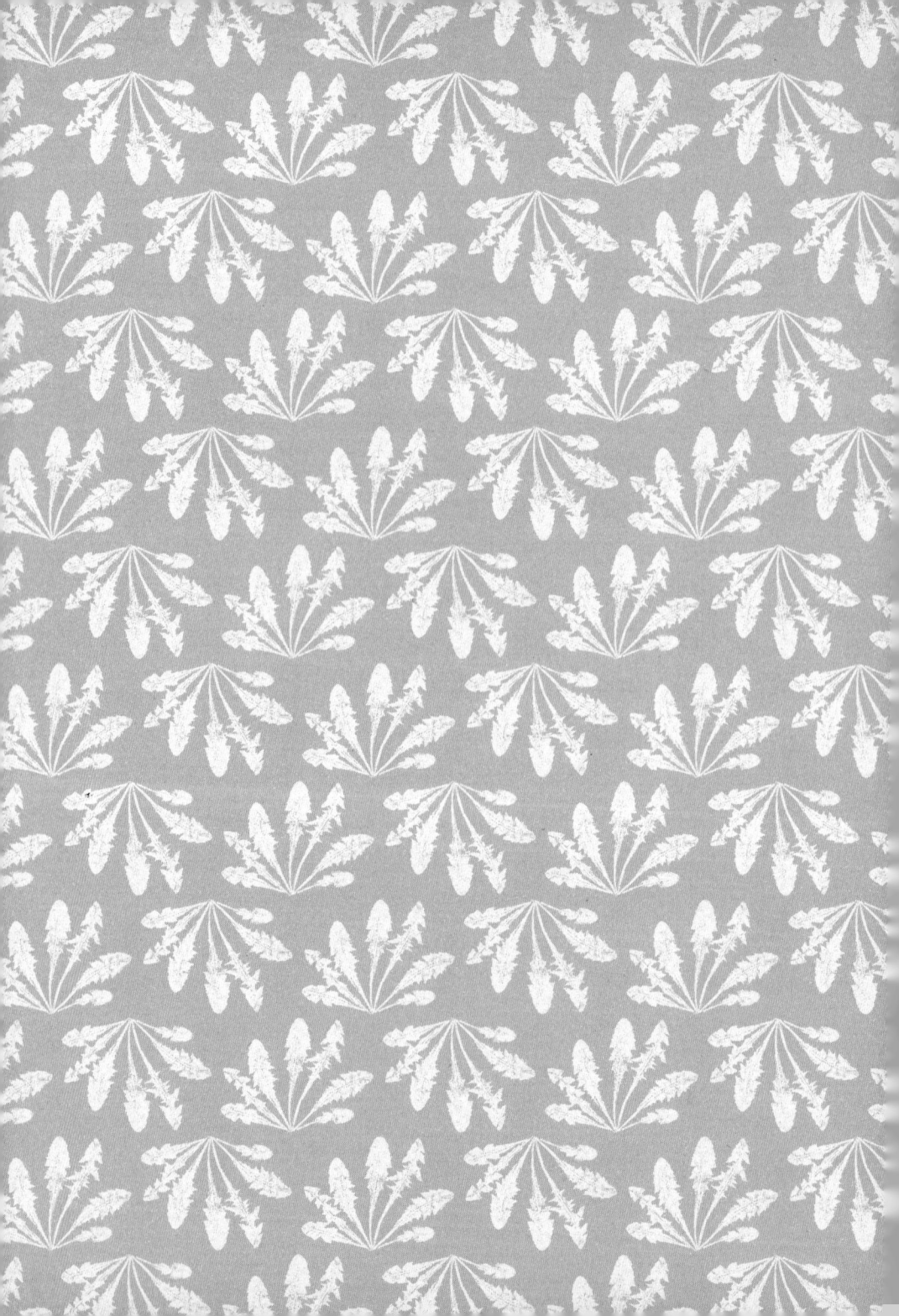

땅 에너지를 이용한
자연치유

TO BE HEALED BY THE EARTH by Dr. Warren Grossman
Copyright © 1998 by Dr. Warren Grossman
Illustrations © 1998, 1999 by Mary Kelsey

Originally published by Seven Stories Press, New York, U.S.A.
Korean translation copyright © 2004 by Shanti Books
Korean translation is published by arrangement with Seven Stories Press through PubHub Literary Agency, Seoul.

이 책의 한국어판 저작권은 PubHub 에이전시를 통해 저작권자와 독점 계약한 샨티에 있습니다. 저작권법에 의해 한국 내에서 보호를 받는 저작물이므로 무단 전재와 무단 복제를 금합니다.

땅 에너지를 이용한 자연 치유

2004년 2월 10일 초판 1쇄 발행. 2023년 6월 20일 초판 5쇄 발행. 이 책은 워렌 그로스맨Warren Grossman이 짓고, 박윤정이 옮겼으며, 박정은이 펴냅니다. 편집은 이홍용이, 표지 디자인은 김지선이, 본문디자인은 이순선이 하고, 본문 삽화는 메리 캘시Mary Kelsey가 그렸으며, 이강혜가 마케팅을 합니다. 제작 진행은 굿에그커뮤니케이션에서 맡아 하였습니다. 출판사 등록일 및 등록번호는 2003. 2. 11. 제2017-000092호이고, 주소는 서울시 은평구 은평로 3길 34-2, 전화는 (02) 3143-6360, 팩스는 (02) 6455-6367, 이메일은 shantibooks@naver.com입니다. 이 책의 ISBN은 89-953922-9-4 03800이고, 정가는 15,000원입니다.

땅 에너지를 이용한
자연치유

워렌 그로스맨 지음 | 박윤정 옮김

【산티】

나의 죽음은 견디지 못하겠지만
내 다른 행동들에 대해서는 더할 나위 없이 너그러운 친구,
캐롤 드산토에게

차례

머리글 10
치유자란 어떤 존재인가 24
세 가지 당부의 말 27

자연

1. 자연 에너지는 치유력을 갖고 있다 31
2. 환경은 에너지이다 36
3. 우리 몸은 땅에 반응한다 38
4. 주의 집중은 자연 에너지에 다가가는 통로 44
5. 맨발로 땅을 딛고 느낀다 49
6. 땅 에너지가 주는 선물 53
7. 나무는 자연 치유의 동반자 58
8. 공기, 기체 형태의 자연 에너지 62
9. 치유는 땅으로부터 시작되어 가슴을 통해 이루어진다 66
10. 인간의 에너지 센터, 차크라 69
11. 화를 사랑으로 변환시키는 법 80
12. 두려움을 씻어내려면 86

사랑

13. 사랑과 용기, 그리고 네 번째 차크라 94

14. 부모를 먼저 치유해야 한다 100

15. 참된 인내는 끝까지 기다려주는 것 103

16. 온화함은 따스히 보살펴주는 것 106

17. 친절은 어려움에 관심을 기울이는 것 109

18. 관대함은 베푸는 것 112

19. 적절한 사회적 행위가 치유를 돕는다 115

20. 배려의 부재는 스트레스를 낳는다 118

21. 관용은 삶을 풍요롭게 한다 121

치유자

22. 치유자는 가슴에 중심을 둔다 126

23. 에너지의 균형을 이룬다 130

24. 스승을 찾고 자연 에너지를 모방한다 136

25. 지식이 아닌 경험을 제공한다 143

26. 치유의 다섯 단계 148

27. 타인에게 도움이 되는 삶 157

28. 부모로서의 치유자 160

29. 치유자의 앎의 방식 164

30. 자연 에너지를 느낀다는 것 168

치유를 위한 훈련

1. 사전에 알아둘 몇 가지 172
2. 땅 위에 눕기 176
3. 땅 위에 서기 179
4. 발, 건강, 그리고 치유 183
5. 나무 곁에 서기 186
6. 다양한 지표면 위에 서보기 188
7. 부정적인 에너지를 정화하기 190
8. 겨울에 훈련하기 193
9. 땅 위에 앉기 195
10. 집중하면서 걷기 198
11. 침묵 속에 앉아 있기 201
12. 명상 방식으로 식사하기 204
13. 휴식 취하기 206
14. 가슴에 집중하기 208
15. 다양한 상황에서의 가슴 집중 211
16. 치유자로서의 삶 212

옮긴이 말 213

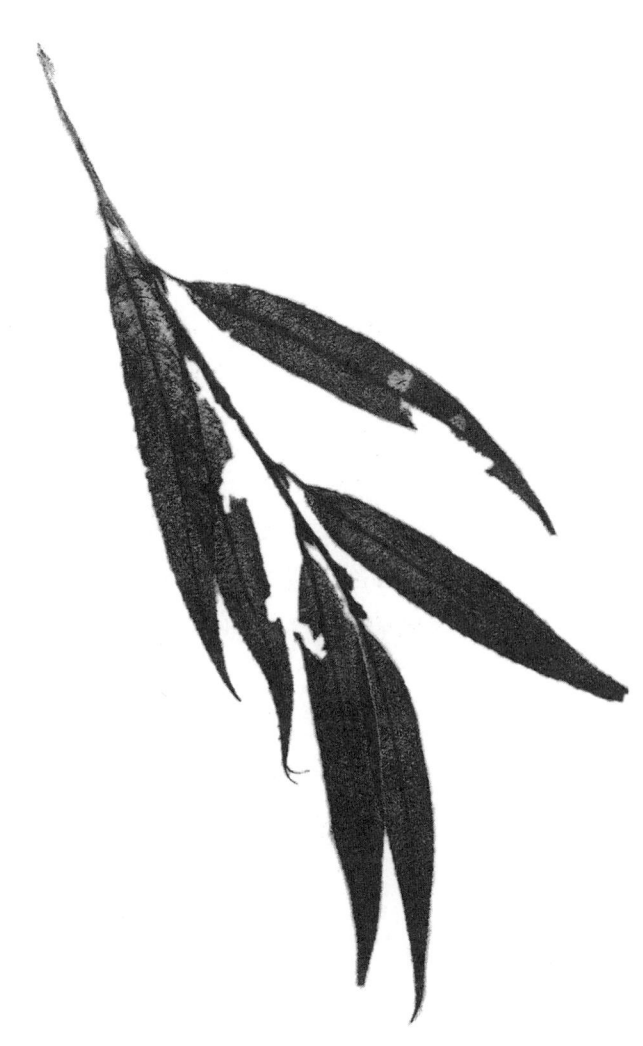

머리글

지난 십 년의 삶을 돌아보며

지난 십 년, 나의 삶은 권태로운 것도, 그렇다고 목적 의식이 부족한 것도 아니었다. 하지만 분명 지금의 삶과는 달랐다.

1973년 나는 심리 치료사 일을 시작했다. 심리 치료는 사람들에게 도움이 되는 일이었다. 다른 심리 치료사들과 예술계 인사들이 나의 주고객이었기 때문에 사람들은 내 일을 부러워했다. 삶은 즐겁고 흥미진진하고 보람찼으며 경제적으로도 수지가 맞았다.

그러나 심리 치료는 사람들에게 아주 조금밖에 도움을 주지 못했다. 나만 이렇게 생각하는 건 아니었다. 심리 치료의 성과에 대한 광범위한 연구 결과 역시 그랬다. 요컨대 심리 치료는 훌륭한 완화제는 될 수 있을지언정 완벽한 치유책은 아니었다. 소통을 돕고, 자신의 삶을 들여다보며 스스로를 표현하게 도와주고, 문제를 극복할 새로운 방법을 가르쳐줄 뿐이었다. 나 역시 이 점을 분명하게 인정하고 있었다. 하지만 난 가능한 대로 창조적이고 흥미로운 방식으로 타인들을 위해 일하고 싶었다.

1986년과 1987년, 클리블랜드의 그 끔찍한 겨울을 겪고 난 뒤 따스한 곳으로 휴가를 떠나고픈 마음이 간절해지기 전까지 난 그렇게 지내고 있었다. 어느 날 여행 안내 책자를 훑어보는데, 브라질의 풍경을 담은 사진들이 내 눈을 사로잡았다. 몇 주 후 난 아내와 함께 그 환상의 도시 리오로 여행을 떠났다. 기관단총과, 몸이 그대로 드러나는 수영복, 그리고 멋진 요리로 둘러싸인 곳. 그런데 그만 거기서 기생충에 감염되고 말았다. 그 기생충이 내 간에 알을 슬어, 심하게 몸져눕고 만 것이다. 의사는 내게 일주일 정도밖에 남지 않았다고 사형선고 같은 진단을 내렸다. 어떻게 돌아왔는지는 잘 기억나지 않지만, 하여간 난 클리블랜드로 돌아왔다. 집에서 죽는 쪽을 택한 것이다. 그러나 난 죽지 않았다. 일년간 심하게 앓았을 뿐이다.

그 일년간의 시간을 설명하기는 힘들다. 하루가 다르게 기력이 약해지는 걸 느끼며 '아, 이게 죽는 거구나' 하고 망연히 생각했던 기억이

난다. 하지만 그렇게 많은 날들이 지나고 난 후, 어느 순간부터인가 조금씩조금씩 기운이 되살아나기 시작했다. 지금도 난 이 두 시기 사이의 시간을 충분히 설명할 수가 없다. 한순간, 아니면 한 달 사이에 그렇게 달라졌는지 정말이지 아직도 알 수가 없다.

어느 눈부신 여름날, 침대에서 일어나 걸을 수 있을 만큼 몸이 좋아졌다. 그후 매일같이 난 천천히 몸을 이끌고 나가 침대가 아닌 땅 위에 몸을 뉘었다. 그렇게 눕는 순간 나의 인식에 변화가 일기 시작했다. 대지가 정말로 살아 있다는 인식, 실체가 분명한 아름다운 푸른빛의 에너지로 충만한 대지의 침대 위에 내가 누워 있음을 확연히 느낀 것이다. 떡갈나무들을 올려다보면 그 줄기들로 황금빛 에너지가 흐르는 게 보였다. 그 커다란 유기체들이 고래만큼이나 거대하고, 고래만큼이나 강한 생명력으로 가득 차 있는 게 느껴졌다.

일년 뒤, 드디어 집 앞 길모퉁이까지 걸어나갈 수 있게 되었다. 몸은 측은해 보일 정도로 바싹 여위어 있었지만, 전처럼 다시 삶 속으로 뛰어들고픈 욕구도 되살아났다.
그 일년 동안 일에서 완전히 손을 떼고 있었기 때문에, 동료들에게 환자를 보내줄 수 없냐고 부탁했다. 그러자 친절한 친구 하나가 환자 두 명을 보내주었다. 그 환자들을 같은 날 한꺼번에 만나보았다.

바로 그날, 내 삶의 방향이 영원히 바뀌어버렸다.

사무실에서 만난 첫 번째 환자는 광장공포증 진단을 받은 남자였다. 내 앞에 앉는 그를 보는 순간 난 놀라지 않을 수 없었다. 그의 몸을 뒤덮은 세포 하나하나에서 빛이 뿜어져나오는 게 보였기 때문이다. 횡경막 가운데에 있는 검은 점 하나만 빼면 그의 몸은 마치 스테인드글래스 같았다. 그가 자신의 불행을 이야기하는 동안 난 그의 아름다움에 완전히 넋을 잃어버렸다. 그런데 희한하게도 그가 공포를 떠올리자 그 횡경막 가운데의 검은 점이 더 커졌다. 시간이 언제 그렇게 흘렀는지 그의 이야기를 듣는 사이 벌써 상담 시간이 다 지나 있었다.

그가 떠나고 다른 환자가 들어왔다. 그는 지속적인 공포보다는 약간 가벼운 상태인 불안 장애를 가진 남자였다. 자리를 잡고 서로 인사를 나누기 전에 그를 올려다보았다. 그의 몸에서도 역시 빛이 뿜어져나오고 있었다. 그 빛이 얼마나 아름답고 눈부신지 나도 모르게 눈물이

터져나왔다. 흉곽 가장자리의 검은 선을 제외하고 온몸에서 빛이 흘러나왔다. 이번에도 그의 빛을 다 읽고 나자 상담 시간이 끝나버렸다.

어디서들 그렇게 몰려오는지 환자들이 줄줄이 나를 찾기 시작했다. 그리고 그들 모두 내 앞에 앉아 빛을 뿜어냈다. 그들의 에너지 패턴에는 유사성도 있었지만 몇 가지 분명한 차이점도 있었다. 물론 나는 사람들의 에너지 패턴을 읽고 그에 대한 분석을 통해 문제를 치유해주는 사람들이 있다는 이야기를 들어 알고 있었다. 하지만 나에게는 분명한 강점이 있었다. 심리 치료사로 일하는 내내 훌륭한 진단가로서 면모를 보여주었던 것이다. 진단을 잘한다는 것은 곧 멋진 가락을 갖고 있다는 것과 같은 의미이다. 이는 습득되는 기술이라기보다는 천부적인 재능에 가까운 것이었다. 나는 언제나 외면적인 정보 이면의 것, 예컨대 살풋 기울어진 머리의 기울기나 음성의 미묘한 울림까지 섬세하게 포착, 단순한 진단에 머물지 않고 완벽한 치료 계획으로까지 연결되는 분명한 윤곽을 잡아내곤 했다. 내겐 로제타석Rosetta Stone(1799년 로제타에서 발견된 비석으로 이집트 상형 문자 해독의 단서가 되었다.—옮긴이)이 있었던 것이다.

환자들과의 첫 미팅에서 나는 차트 왼쪽에 진단을 위한 일반적인 인터뷰 결과를 기입하고, 차트 오른편에는 그들의 에너지 패턴을 그렸다. 이렇게 백여 명의 환자를 보고 나자 수수께끼들이 거의 다 풀렸다. 환자들의 에너지 패턴이 곧 그들의 진단 결과와 일치했던 것이다. 예를 들어 우울증 환자들은 세 가지 서로 다른 에너지 패턴을 보여주었는데, 이 패턴들은 각기 일시적인 우울증 발작은 물론 그 강도와 관련이 있었다. 이런 배움의 과정이 이어지면서 나는 점점 더 강해지고 점점 더 건강해졌다. 이제 다음 단계는 말할 것도 없이 환자들의 에너지 패턴에서 잘못된 부분을 고쳐주는 것, 즉 그들을 치유해 주는 것이었다.

그 치유의 방법을 알아내기 위해 과거에 배울 때 써먹었던 방법은 무엇이든 다 시도해 보았다. 책도 읽고 워크숍에도 참가하고 강좌도 들었다. 그러나 곧 이런 식으로는 치유법을 터득할 수 없음을 깨달았다. 그보다는 당장 내 앞에서 일어나는 일들에 세심한 주의를 기울이고, 그에 대한 반응 속에서 저절로 느껴지는 것에 따라 실행하는 편이 맞는 것 같았다. 치유의 능력은 자발적으로 드러나는 것이며, 타인의 치유를 실제로 촉진시키는 이런 능력은 인간의 몸 속에, 인간의 본성과 지성 속에 선천적으로 내재되어 있는 것이기 때문이다. 치유가 필요한 사람과 마주할 경우 성숙하고 따스한 가슴을 가진 사람이라면 그에 대한 반응으로 이런 능력이 자발적으로 발현되게 마련이다.

그러나 이게 사실이라면 왜 언제든 치유를 행할 수는 없는 걸까? 왜 언제든 "저런, 내가 두통을 말끔히 없애줄게!" "아픈가요? 아픈 곳에 손을 대줄게요. 한결 나아질 거예요" 하고 말해 줄 수 없는 걸까? 내가 생각해 낼 수 있는 이유는 하나뿐이었다. 지난 수백 년 동안 자신의 진정한 본성과의 접촉을, 대지와의 교감을, 사랑의 능력을 잃어버렸기 때문이다. 산업 혁명이 시작되면서 사람들은 자신과 자신의 가능성에 대한 데카르트적 이미지에 빠져버리고 말았다. 그 결과 이제는 자신이 대지에 발을 딛고 있다는 사실조차, 대지의 건강이 곧 우리의 책임이라는 사실조차 인식하지 못하게 되어버린 것이다.

사람들에게 이렇게 외치는 것이 요즈음의 내 일이다. "여러분은 여기 땅 위에 살고 있어요. 자, 확인시켜 드릴게요. 맨발로 대지를 딛고, 대지를 느껴보세요!" 그러면서 사랑으로 많은 이들에게 내 가슴을 열어보이는 것이다. 그러면 그들의 삶도 변화한다. 증상이 사라지고,

병이 치유된다. 물론 여기까지 오기도 쉽지는 않았다. 우리 모두가 발을 디디고 있는 이 실재, 우리 모두가 호흡하는 이 실재, 우리 모두가 살아가고 향해 가고 있는 이 간단한 실재를 깨닫기까지, 내 나름의 문제를 극복해야만 했던 것이다.

건강과 힘을 되찾으면서, 치유자로서 내 능력과 신체적인 힘 사이에 분명한 상관 관계가 있음을 깨달았다. 나는 매일매일 땅 위에 누워 운동을 하는 것으로 하루를 열었다. 하루 일과에 꼭 필요한 준비 작업이라 생각했기 때문이다. 몸과 마음 그리고 영혼의 질병을 치유해 주는 매개체인 사랑을 충분히 주려면, 치유자는 자고로 대지로부터 많은 양의 에너지를 흡수해야 한다.

치유자가 된다는 것은 화가나 음악가가 되는 것과 같은 일이다. 진정으로 재능이 있다면, 스승을 찾아서 배우기보다는 자기 나름의 경험과 자연 세계에 먼저 관심을 기울이는 것이 중요하다. 그러면 연속적으로 이어지는 매번의 배움이 훨씬 더 명료해진다. 치유의 능력을 다른 이들에게 전수하지 않는 것은 곧 생을 낭비하는 것이나 다름이 없다는 것을 어느 날 문득 깨닫기까지, 내가 경험으로 터득한 진리이다.

빛의 학교

심리 치료사들에게 치유법을 가르치는 학교를 만들고 싶었다. 경험으로 터득한 바가 있어 등록에 경력 제한은 두지 않기로 했다. 치유자는 되고픈 사람이면 누구나 될 수 있는 것임을 알고 있었기 때문이다. 먼저 이사진을 구성한 뒤, "우리의 새로운 치유법"을 와서 확인해보라고 동료 쉰 명을 초대했다. 어느 화창한 일요일 아침, 심리학자, 사회 사업가 들로 발 디딜 틈이 없는 우리 집 거실에서 나는 한 명 한 명 치유를 해보였다. 치유를 끝낼 때마다 "원하는 분에게는 누구든 치유법을 가르쳐드리겠습니다"라는 말을 빠뜨리지 않았다. 그러자 2년 과정에 아홉 명이 등록을 했다. 나는 가슴이 벅차 올랐다.

곧 나는 치유법을 가르치는 일이 여타의 학문을 가르치는 것보다는 무용이나 운동을 가르치는 일과 더 흡사하다는 것을 깨달았다. 치유자가 되려는 이들은 우선 두 가지 기술을 완전히 익혀야 했다. 하나는 대지와 교감하는 기술, 즉 자신의 몸을 통해 대지의 에너지를 끌어들이는 법이다. 두 번째 기술은 마음만 먹으면 어떤 순간에든 가슴을 여는 법이다. 사랑, 즉 가슴의 에너지 파동이 바로 치유를 일으키는 매개체이기 때문이다. 그러나 이 두 가지 모두 자연이라는 맥락 속에서만 일어나는 것이므로, 치유자는 무엇보다도 자연과 친숙해져야 한다. 빛의 학교에서 가르치는 것이 바로 이것이다.

학생들은 매일 아침 땅 위에 눕거나 나무에 몸을 기댄 채로 향초나 이끼 들을 세심히 관찰한다. 그리고 실내 수업 시간에는 발이나 가슴에 집중하는 법을 배운다. 우리 문화에서는 딱히 뭐라 이름 붙일 수 없는 행위들에 대한 조절력을 키우기 위해서였다. 그러나 확신하건대 다른 곳에서는 이런 행위들도 분명한 명칭을 갖고 있다. 예컨대 텔레비전의 인류학 관련 프로를 보다 보면 나의 진정한 동지들을 만날 수 있다. 뉴기니와 오스트레일리아, 남아메리카 등지의 원주민인 이 동지들은 나와 똑같은 일을 하고 있는 것이다. 그러니 내가 처음으로 만들어낸 것은 아무것도 없다. 그저 분명하게 이미 존재하고 있던 것들을 우연히 발견했을 뿐이다. 오랜 세월 서양 문화가 무시해 온 인간 잠재력의 일면에 머뭇머뭇 빠져 들어간 것이다.

학교가 커가면서 나의 수제자들이 학교의 직원으로 자리를 잡았다. 이제 심리 치료psychotherapy를 위해 나를 찾는 이는 거의 없어졌지만, 치유healing를 위해 나를 찾아오는 이는 많았다. 나는 즐거운 동시에 놀랍기도 했다. 오십대 중반의 부르주아지 학자, 그런 내가 치유자가 된 것이다! 그러나 난 단순한 치유자가 아니었다. 치유는 내 삶에 의미를 부여하는 유일한 일이었다. 사랑하는 법을, 자연과 교감하는 법을, 그럼으로써 좀더 건강하고 행복하게 살 수 있는 법을 가르치는 이 일에 난 나의 모든 것을 바쳤다. 그러나 학교에 대한 광고는 전혀 하지 않았다. 세상은 언제나 치유를 갈망하는 이들로 가득 차 있어, 그들이 먼저 우리를 쉽게 찾아냈기 때문이다.

이 책을 쓰기까지

이 일을 하는 내내 난 늘 수백 명의 학생과 환자, 스태프, 이사진에 둘러싸여 지냈다. 그러나 우리 지구가 심각한 문제에 봉착해 있는 만큼, 내가 구현하고 있는 이 단순하고도 명백한 진리를 클리블랜드를 넘어 먼 곳까지 전해야 한다는 생각이 들었다. 사람들에게 더 건강하고 따스하며 지혜롭게 행동하는 법을 가르치는 일은 곧 지구의 건강에 중요한 기여를 하는 것이었다. 결국 훨씬 폭넓은 청중에게 다가가기 위한 과정의 하나로 나는 이 책을 쓰기로 마음먹었다.

그러나 책을 써본 일이 한 번도 없었기 때문에 5년 동안 원고를 무려 마흔 다섯 번이나 손보았다. 그리고 그 과정 끝에 이미지들로 텍스트의 빈 구멍을 메우는 작업이 절실함을 깨달았다. 그림들 가득한 텍스트를 꿈에서 본 후 얻은 깨달음이었다. 꿈을 꾼 바로 다음날, 나는 메리 켈시Mary Kelsey를 만나 나무와 식물로 가득한 그녀의 그림들을 보게 되었다. 중앙아메리카 우림 지대에서 보낸 화가로서의 독특한 이력에 대해서도 들었다. 그녀의 그림과 몸에서 발산되는 빛을 보는 순간 난 그녀가 적임자임을 알아보았다.

내가 의도하는 바를 설명해 주자, 그녀는 기꺼이 나와 같이 일하겠다고 약속했다. 6개월간의 즐거운 공동 작업이었다. 메리는 종종 특정한 주제를 놓고 질문을 던지기도 했다. "용서한다는 게 정확히 뭐라고 생각하세요?" 난 그녀에게 분노를 느끼는 사람의 이름을 물은 뒤 차근차근 용서의 과정을 밟아가도록 도와주었다. 그러면 그녀는 집으로 돌아가 잠 속에서 꿈을 얻은 뒤 그 꿈을 그림으로 옮기곤 했다. 여름 지나 가을이 올 때까지 이 과정은 계속되었다. 그리고 늦가을이 되면서, 그녀는 자신의 작품과 나의 글을 모아, 텍스트만 있을 때보다 훨씬 더 멋지고 예술적인 책을 구성해 냈다.

변화된 나의 일상

요즈음엔 새벽 네시에 자리에서 일어난다. 그리고 아침 여섯시부터 여덟시까지 수업을 한다. 그후 학생들은 저마다 할일을 찾아가고 나는 신체 단련을 시작한다. 치유자는 언제나 건강하고 튼튼해야 하기 때문이다. 나는 매일 달리기를 하고, 우리 학교에서 치유자 훈련 과정의 일부로 가르치고 있는 훈련들도 빠뜨리지 않는다. 에너지를 자유롭게 운용하도록 돕는 훈련들이다. 신발도 신지 않고, 자연의 동식물과 훨씬 더 가깝게 지냈던 문화, 훨씬 덜 기계적이었던 문화의 일원이었을 때는 누구나 늘 하던 훈련들이다. 그렇다고 우리 학생들이 일상적인 일터에 전혀 가지 않는 것은 아니다. 오히려 그들은 더 건강하고 더 즐겁고 더 평화로운 마음으로 일터에 간다. 또한 마음이 평화롭지 않을 때에는 자연 속에서 위안과 고요를 얻을 수 있다는 것도 잘 알고 있다. 그래서일까? 학생들이 전하는 말에 의하면, 훈련이 진행되는 동안 가족들 역시 더욱 건강하고 행복해졌다고 한다.

요즈음 학교의 등록 인원은 차고 넘친다. 그래서 우리는 소수의 직원 외에 여러 명의 졸업생을 조교로 두고 있다. 기부금도 전혀 받지 않으며 그럴 계획도 없다. 나의 치유 시간도 이미 예약이 꽉 차 있다. 이렇게 성공을 거두고 있는 이유는 무엇일까? 그만큼 치유에 대한 요구가 많기 때문이다.

이 책을 출판한 이유

이 책의 출판은 내가 꼭 해야만 하는 일이었다. 인간의 탐욕과 기회주의에 지구가 피 흘리기 시작하면서 우리 역시 끔찍한 어려움에 처하게 되었기 때문이다. 물론 이런 지구를 돕는 가장 직접적인 길은 생태 운동에 뛰어드는 것인지도 모른다. 그러나 나의 소명은 다른 데에 있다. 우리 모두 땅 위에 살고 있으며, 우리 모두 자연과 연결될 수 있고, 우리 모두 진정으로 사랑할 능력을 갖고 있으며, 아주 고결한 사랑을 나누는 법을 깨우칠 수 있다는 사실에 사람들의 관심을 집중시키는 것, 이것이 바로 나의 소명이다.

치유자란 어떤 존재인가

이 책에서 이야기하는 치유자healer란 어떤 존재인가? 세월의 검증을 받은 기술로 병자를 치료하는 사람? 맞는 말일지도 모른다. 하지만 그런 식으로는 아무것도 못한다.

치유자는 질병과 기회주의, 가혹함으로 가득한 이 고난의 세상 한가운데를 살아가는 성숙한 사람이다. 그러나 그는 자신과 타인들을 위한 훨씬 더 나은 길이 있음을 알고 있다.

치유자는 삶의 두 가지 차원에 민감하게 반응할 줄 아는 사람이다. 자연을 민감하게 느끼고, 마음을 모아 겸허하게 자연과 교감할 줄 안다. 치유자는 사랑에도 민감해서, 가슴의 중심에 모든 것을 집중하면 사랑을 불러일으킬 수 있음을 잘 안다. 그리고 매일매일 훈련을 게을리 하지 않는다.

치유자는 행복과 사랑, 건강을 소원하며, 이를 위해 언제나 적극적으로 움직인다. 스스로가 건강하고 가슴이 따스해야 타인들에게 좋은 영향을 미칠 수 있음을 잘 알기 때문이다.

치유자는 판매 직원과 같다. 고객에게 가슴을 열고 물건을 건네주면 그 순간만큼은 고객의 삶에 변화를 일으킬 수 있음을 아는 사람이다. 그 경험을 자신과 고객 모두에게 즐거운 것으로 만들 줄 안다.

치유자는 안다. 사소한 일도 단지 견뎌내는 것이 아니라, 삶의 다른 순간들처럼 가슴을 활짝 열고 충분히 만끽해야 한다는 것을.

치유자는 안다. 세상의 모든 문제를 풀 길은 오직 하나, 사랑과 가슴의 에너지, 그리고 이를 전하는 부드러움과 친절, 관용, 인내, 윤리적 행위뿐임을.

치유자는 알고 있다. 언제든 하루하루 보다 나은 세상을 창조할 수 있음을. 그러나 건강과 사랑을 위한 의무를 다해야만, 하루하루 그 의무를 게을리 하지 않아야만 그렇게 할 수 있음을.

어떻게 하면 이런 치유자가 될 수 있을까? 이 책을 읽고, 뒤에 소개되어 있는 훈련법을 충실히 따르다 보면, 언젠가 자신이 이미 치유자로서의 길 위에 서 있음을, 자신이 이미 공식적인 의미의 치유자임을, 사랑과 활기로 고통과 절망을 덜어줄 소명을 짊어지고 있음을 발견할 것이다. 이런 순간에 이르면 실제로 치유를 해주어야 한다. 자신이 살아야 할 자신의 본성이기 때문이다. 하지만 치유자의 길이 자신의 타고난 길이 아닐 수도 있다. 그럼에도 치유자로서의 능력을 키우고 싶다면, 열심히 그 능력을 개발해서 최선을 다해 어려움에 처한 이들을 치유해 주어야 한다.

치유의 능력은 인간 잠재력의 일부이므로 누구나 치유자가 될 수 있다. 또한 누구나 건강과 사랑, 서로 도움을 주고받을 의무를 행할 수 있다. 생명을 주고 생명을 고양시키는 두 가지 요소, 즉 자연과 사랑에 관심을 기울이면 누구나 더 나은 세상을 창조할 수 있다.

세 가지 당부의 말

1. 치유는 이상한 현상이 아니다. 하이테크 문화 속에 살아서인지, 대부분이 치유를 무언가 특이한 초자연적 현상이라고 상상한다. 그러나 절대 그렇지 않다. 이런 생각을 하는 이유는, 복잡한 산업 문명 속에 살고 있어서 평범한 것과 분명한 것을 제대로 볼 줄 모르기 때문이다.

인간은 자연이라는 맥락 안에서만 존재할 수 있다. 사람은 누구나 환경 속에 살고 있으며, 자연이 아닌 환경은 없다는 말이다. 그러므로 건강의 원천은 환경, 즉 자연이다.

치유자는 직접 환자를 치유하는 것이 아니다. 자연과 환자 사이에서 치유력을 연결해 줄 뿐이다. 요컨대 치유자는 중재자, 산파와 같은 존재이다. 몸의 건강이든 마음과 영혼의 건강이든, 건강은 자연 환경과 밀접하게 연결되어 있다.

2. 치유에 관한 책을 쓰는 것은 매우 어려운 일이다. 글쓰기 행위는

지력知力에 의지한 것이지만, 치유는 그런 것이 아니기 때문이다. 치유는 가슴으로 하는 것이다.

최대한 유용한 책을 만들기 위해 나는 치유에 관한 책들 대부분이 따르고 있는 관례를 되도록 피했다. 예컨대 종교나 동양 철학, 아메리카 원주민의 문화, 뉴에이지의 사상 체계로부터 그 어떤 어휘도 빌리지 않았다. 또 전생이나 크리스탈 치유, 긍정화법, 수호령이나 샤머니즘적인 의식에 대한 언급도 일절 피했다. 한 가지 예외로 차크라chakra라는 용어를 사용했는데, 이는 차크라를 대신할 적절한 말을 찾지 못했기 때문이다. 치유자가 되고픈 이들과 치유를 원하는 이들 모두에게 훌륭한 길잡이가 될 책을 만드는 것이 나의 바람이었다.

3. 빛의 학교에서 우리는 본성을 되살리는 일련의 과정을 통해 누구나 치유자가 될 수 있다는 것을 깨달았다. 자연 에너지와 그에 대한 자기 에너지의 반응을 관찰하는 훈련들을 실행하면 누구나 치유자가 될 수 있다. 모든 생명체와 자신이 연결되어 있음을 깨닫는 순간 누구나 치유자가 될 수 있는 것이다.

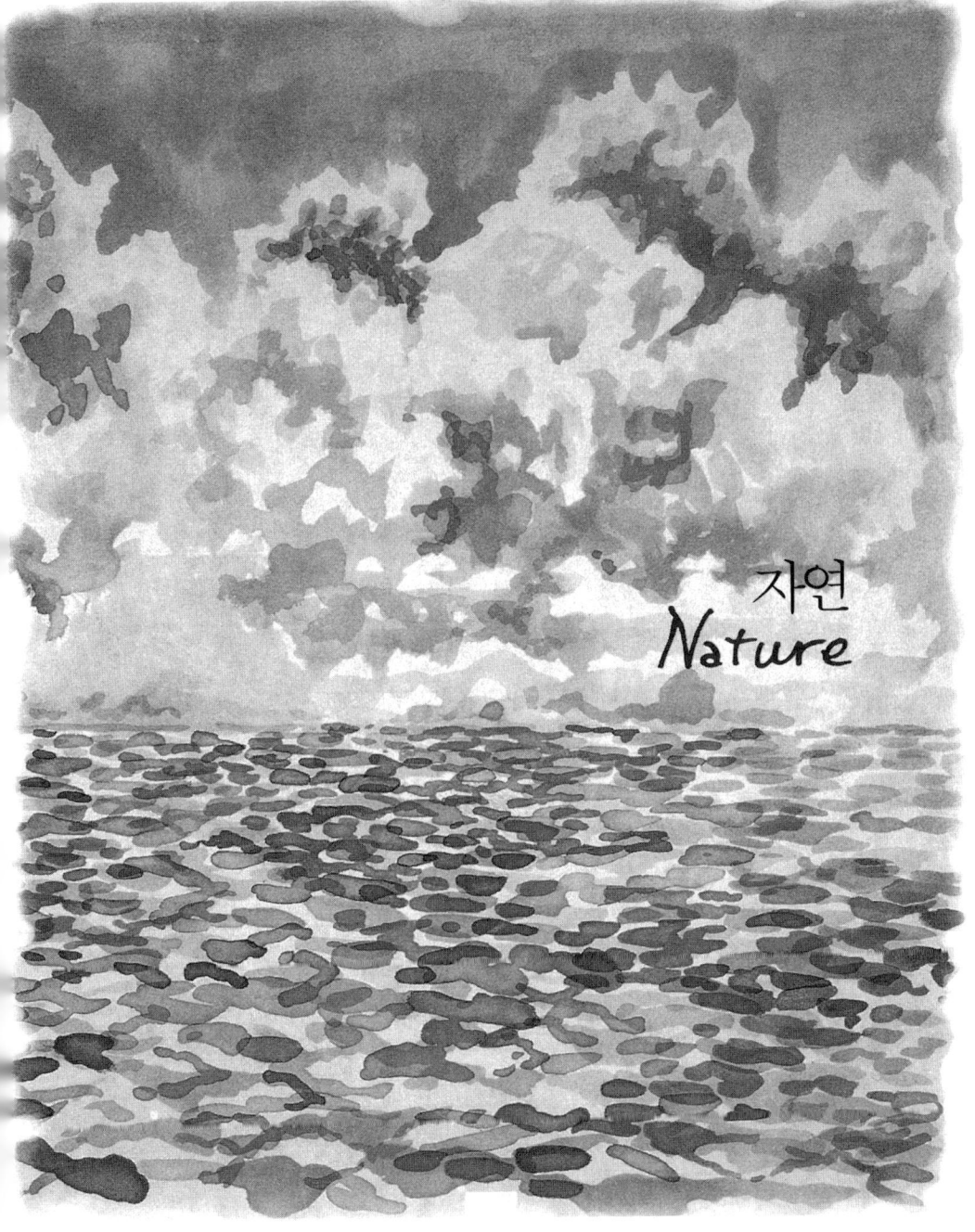

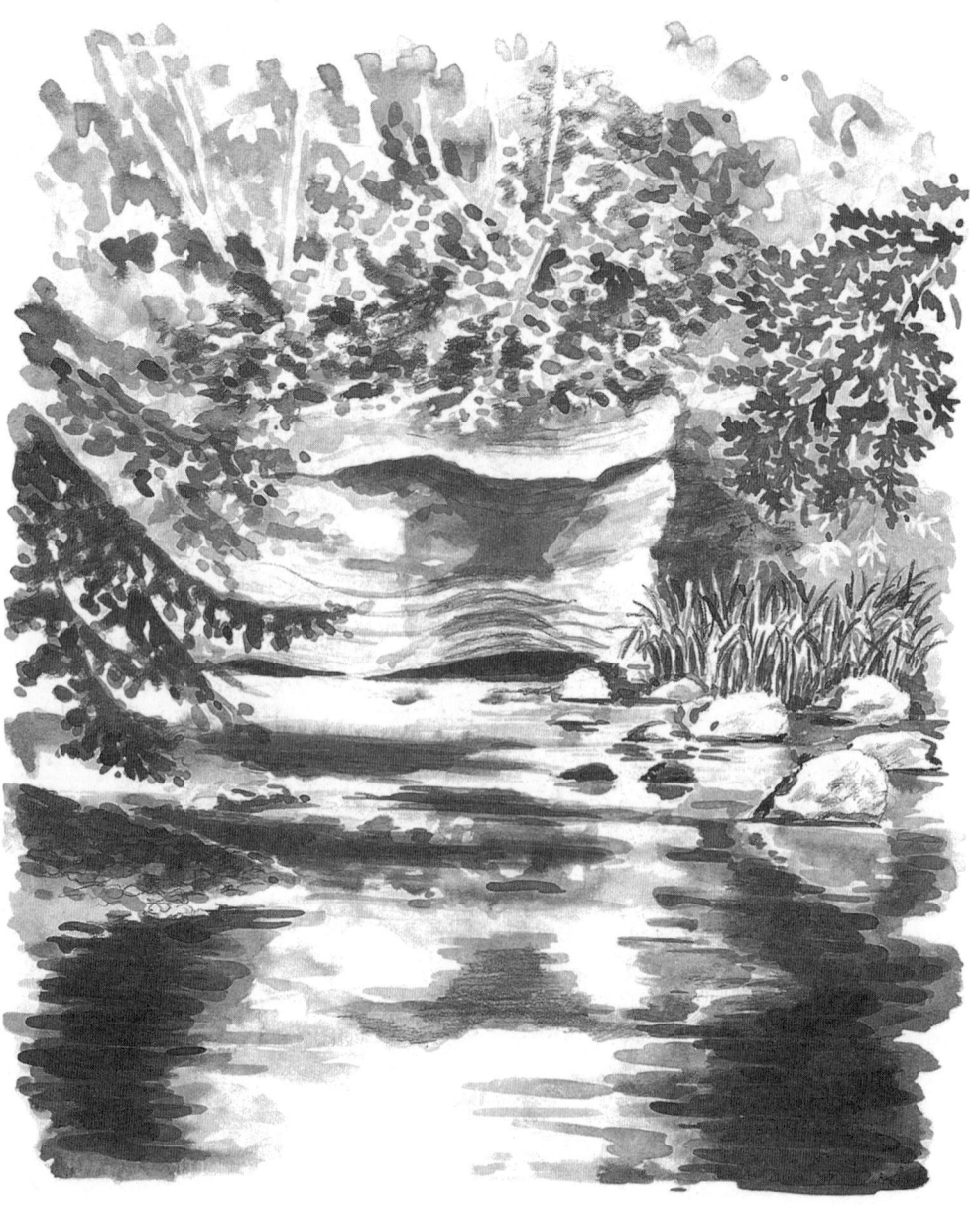

1. 자연 에너지는 치유력을 갖고 있다

몸이든 마음이든 영혼이든 누구나 더욱 완전해지기를 갈망한다. 치유는 이렇게 더욱 완전해지기 위한 것이다. 모든 고통은 완전함에 다다르지 못하는 데서 비롯되는 법이다. 고통이나 질병, 불만족, 화, 두려움 등으로 우리는 이런 불완전성을 경험한다. 때문에 누구나 완전함을 소원한다.

역사상 어느 시기에나 사람들은 치유를 갈구했다. 지금과 같은 산업시대에는 치유책으로 수술이나 합성 화학 약품 같은 기술 의학을 이용한다. 증상을 완화시키는 데에는 도움이 될지 모르지만, 이런 해결책이 사람을 치유해 주지는 못한다. 질병에 대한 훨씬 전체적인 시각에서 비롯된 해결책이 아니기 때문이다.

심리 치료 역시 시대를 반영한다. 몸과 영혼의 측면을 무시한 채 주로 말로 환자의 심리적인 면만을 치료하려 든다. 그러니 몇 가지 증상을 호전시키고 환자의 의사 소통 능력을 키워줄 수는 있어도 근본적인 치유는 주지 못한다.

치유를 가능케 하는 것은 무엇인가? 치유를 불러오는 것은 바로 자연의 에너지다. 우리는 땅이나 공기, 물, 식물 등 여러 형태의 자연 에너지 속에 살고 있으며, 이런 자연 에너지의 일부이기도 하다. 치유는 바로 이 자연 에너지 속에서 비롯된다. 유사 이래로 이 자연 에너지의 치유력을 발견한 이들이 있었다. 그러나 다른 대부분의 사람들은 이를 세속적인 것으로 무시해 버렸다. 요즈음에는 심지어 이를 경멸스럽게 바라보는 이들도 있다. 지구를 생명도 없는 불활성의 존재로 생각하는 이들, 이런 이들이 치유의 유일한 원천을 막아버리고 있다.

자연 에너지에는 치유력이 있다. 나무나 물을 단순한 물질로만 생각하는 사람이라면 이 말이 이상하게 들릴 것이다. 그러나 이것들을 원자로 구성된 물질이라고 생각한다면 치유의 개념을 이해하는 데 도움이 될 것이다. 원자는 모든 물질의 기본 단위로, 원자보다 작은 입자들이 끊임없이 움직이면서 개개의 원자 배열을 만들어낸다. 그러므로 모든 물질은 에너지이다. 인간이 만든 모든 물질과 자연 물질,

인간이 창조한 것이든 그렇지 않은 것이든 모든 물질이 다 여기에 포함된다. 그러나 합성 에너지에는 치유력이 없다. 치유력을 갖고 있는 것은 오직 자연 에너지뿐이다.

유사 이래 사람들은 자연 속에서 반복적으로 똑같은 치유의 원천을 발견해 냈다. 광천수와 향식물, 특정한 장소 등등. 그런데 왜 이런 치유책들이 보편적으로 인정받지 못했을까? 중요한 한 가지 요소, 즉 주의력이 없으면 이것들도 제 효력을 발휘하지 못하기 때문이다.

주의력은 치유를 필요로 하는 사람과 자연 에너지 사이의 연결자 혹은 접촉점과 같다. 전기 기구의 플러그처럼, 자연 에너지와 사람을 연결시켜 주는 매개체인 이 연결자가 없으면 자연 에너지의 효과는 제한적일 수밖에 없다.

그렇다면 왜 나무줄기와 같은 특정한 자연 요소에 주의를 모을 경우 치유가 촉진되는 것일까? 나무와 사람 사이의 공명 때문이다. 사물이든 사람이든 서로 공명을 일으키면 이들은 서로 감응해서 진동을 일으킨다. 그러므로 나무에 집중하면 무의식적으로 나무의 에너지와 공명하고 그 에너지를 모방하게 된다. 같이 있을 때 기분이 좋아지는 사람이 있는가 하면 반대로 기분이 나빠지는 사람이 있는 이유도 바로 이런 공명 때문이다. 우리의 에너지가 그들의 에너지를 모방하는 정도만큼 우리의 에너지와 감각이 그들과 비슷해지기 때문이다. 그러므로 자연의 요소들 중에서 적합한 것을 선택해서 그것에 집중하면 그것과 공명할 수 있다. 이렇게 건강한 에너지를 모방하면 우리의 에너지도 변화한다. 풀과 나무, 땅이나 물 에너지의 특성을 자발적으로 모방하기 때문이다. 그 결과 우리는 건강해진다.

이는 아주 중요한 사실이다. 문자화되었다는 단순한 이유로 받아들이거나 거부할 수 있는 것이 아니다. 직접 몸으로 느껴보는 것이 무엇보다도 중요하다. 밖으로 나가, 어디든 쑤시거나 굳어 있는 부위를 지긋이 땅에 대고 누워 보자. 그렇게 얼마간 몸과 땅이 만나는 느낌에 집중해 보자. 그런 다음 느긋하게 산책을 즐기며 변화를 느껴보는 것이다.

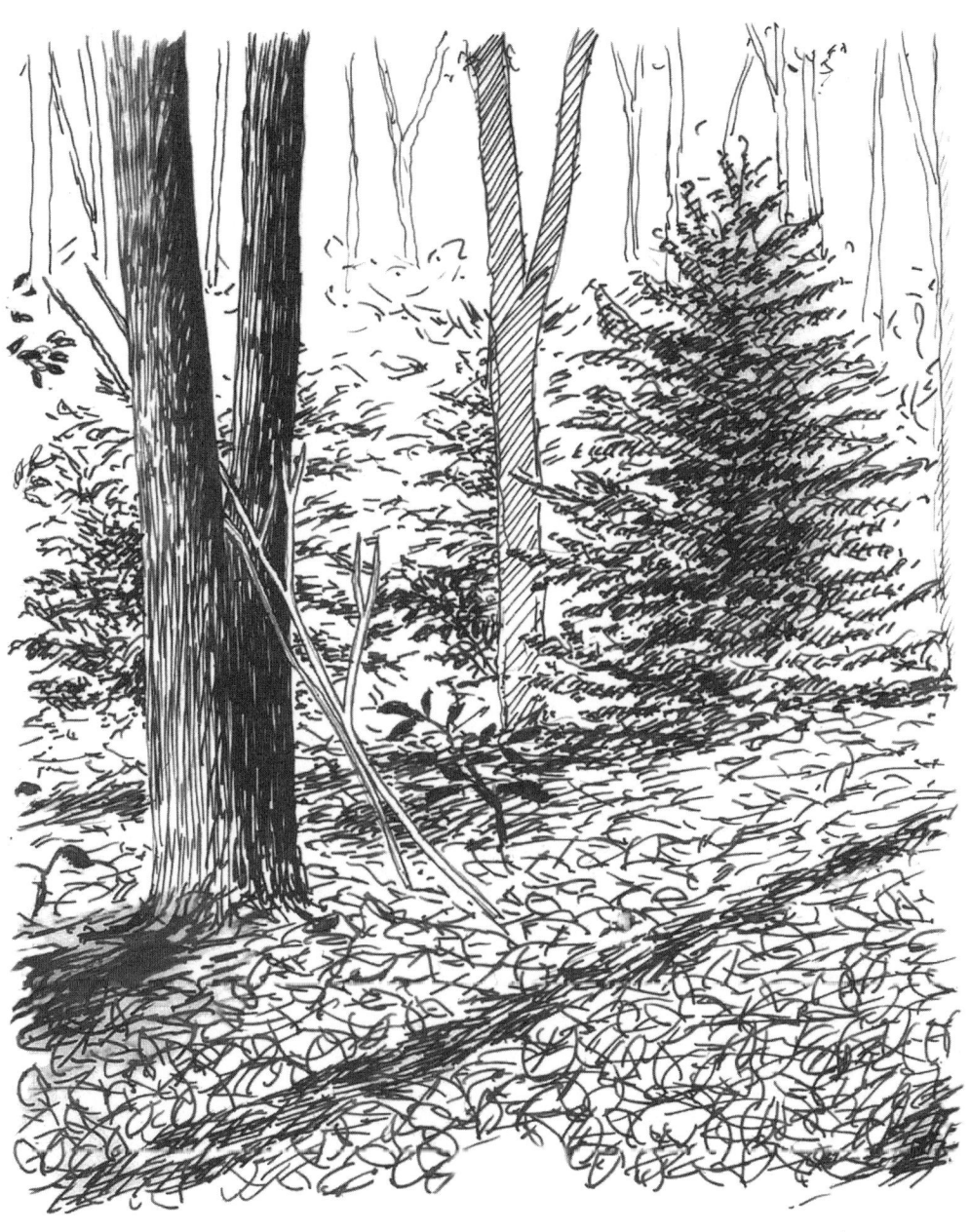

2. 환경은 에너지이다

환경은 에너지다. 우리를 에워싸고 있는 공기와 발 밑의 대지, 땅 속의 모든 것이 에너지다. 에너지 아닌 것은 아무것도 없다.

인간은 에너지의 바다에서 유영하는 물고기와 같다. 거대한 에너지 통합체, 즉 환경 속을 떠다니는 미세한 에너지체와 같은 존재이다. 환경이 없이는 그 어떤 생명체도 존재할 수 없다. 인간의 에너지 역시 자연 에너지라는 환경 속에서만 존재할 수 있다.

물고기와 달리 인간에게는 집중의 능력이 있다. 특정한 자연 에너지에 온 존재를 집중하는 것, 이것이 바로 치유의 길이다. 자, 신선한 파슬리를 가슴에 대고, 살갗에 와 닿는 그 감각들에 주의를 집중해 보자. 그렇게 일 분이 흐른 뒤 어떤 느낌이 드는가?

자연물에 주의를 집중하면 그 자연물의 에너지와 우리의 에너지가 공명을 일으켜 유익한 결과를 낳는다. 하지만 집중하지 않으면 다른 에너지에 노출되어도 아주 미미한 결과밖에 얻지 못한다. 생각이든 느낌이든 몸의 작용이든 내부의 무언가가 제대로 돌아가지 않을 경우 땅이나 식물에 주의를 집중해 보자. 그 증상들이 정상으로 회복될 것이다. 더욱 건강한 에너지에 스스로를 온전히 담그면 그 에너지에 의해 우리 자신도 변화하기 때문이다.

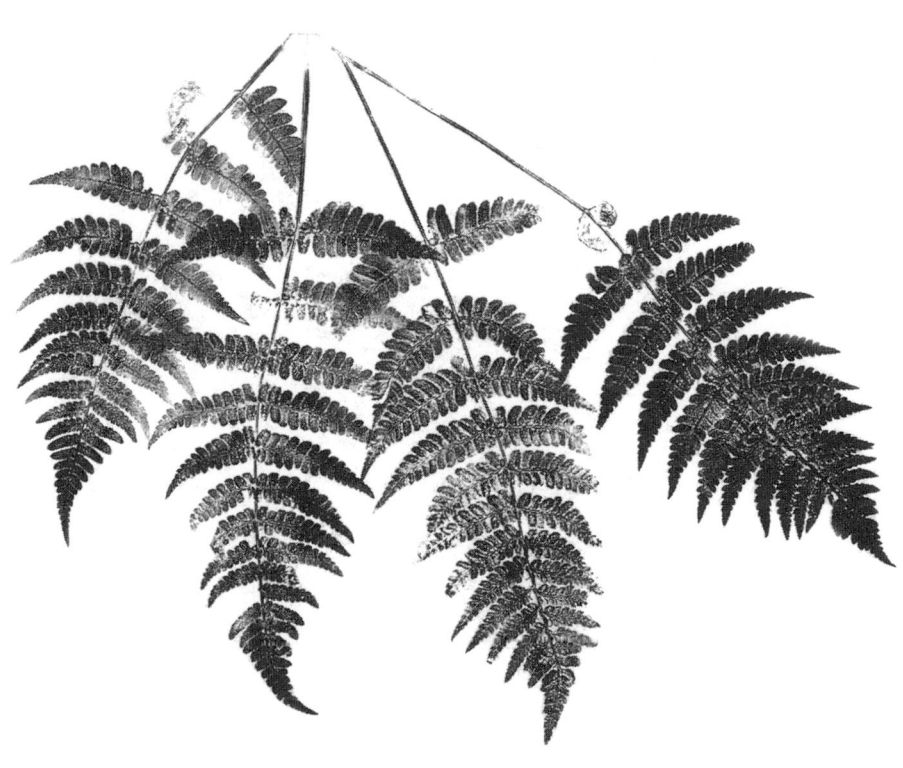

3. 우리 몸은 땅에 반응한다

우리 발 밑의 실재는 오로지 하나, 땅뿐이다. 우리의 몸이 반응하는 주요한 실재의 하나가 바로 땅이다. 그러나 다른 무수한 것들에 지속적으로 노출되는 사이 사람들의 인식 속에서 땅은 점점 희미해져 가고 있다. 한결같은 경험을 주는 데도 불구하고 땅을 너무도 쉽게 잊고 있다. 현대의 사회 관습과 종교 관행이 땅에 거의 관심을 두지 않고 그 근원적인 경이에 새로이 관심을 기울이도록 자극하지 못하는 탓에, 땅의 존재는 점점 잊혀져가고 있다. 그 결과 땅에 무감각해진 사람들은 동물과 광물, 채소와 같은 대지의 선물들을 가공하거나 이것들을 이용해 합성 물질을 만들어낸다. 그리곤 이런 가공 제품이 원래는 대지로부터 파생된 것임을 까맣게 잊어버린다. 마치 그것이 우리만의 발명품인 양, 영특함의 결실인 양 착각한다.

게다가 기존의 방식에서는 약품이나 영양 보충제, 언어와 같은 파생 물질로 환자들을 치료한다. 물론 이것들도 도움은 된다. 그러나 이런 부차적인 접근법은 증상의 완화를 가능케 할지는 몰라도 치유를 낳

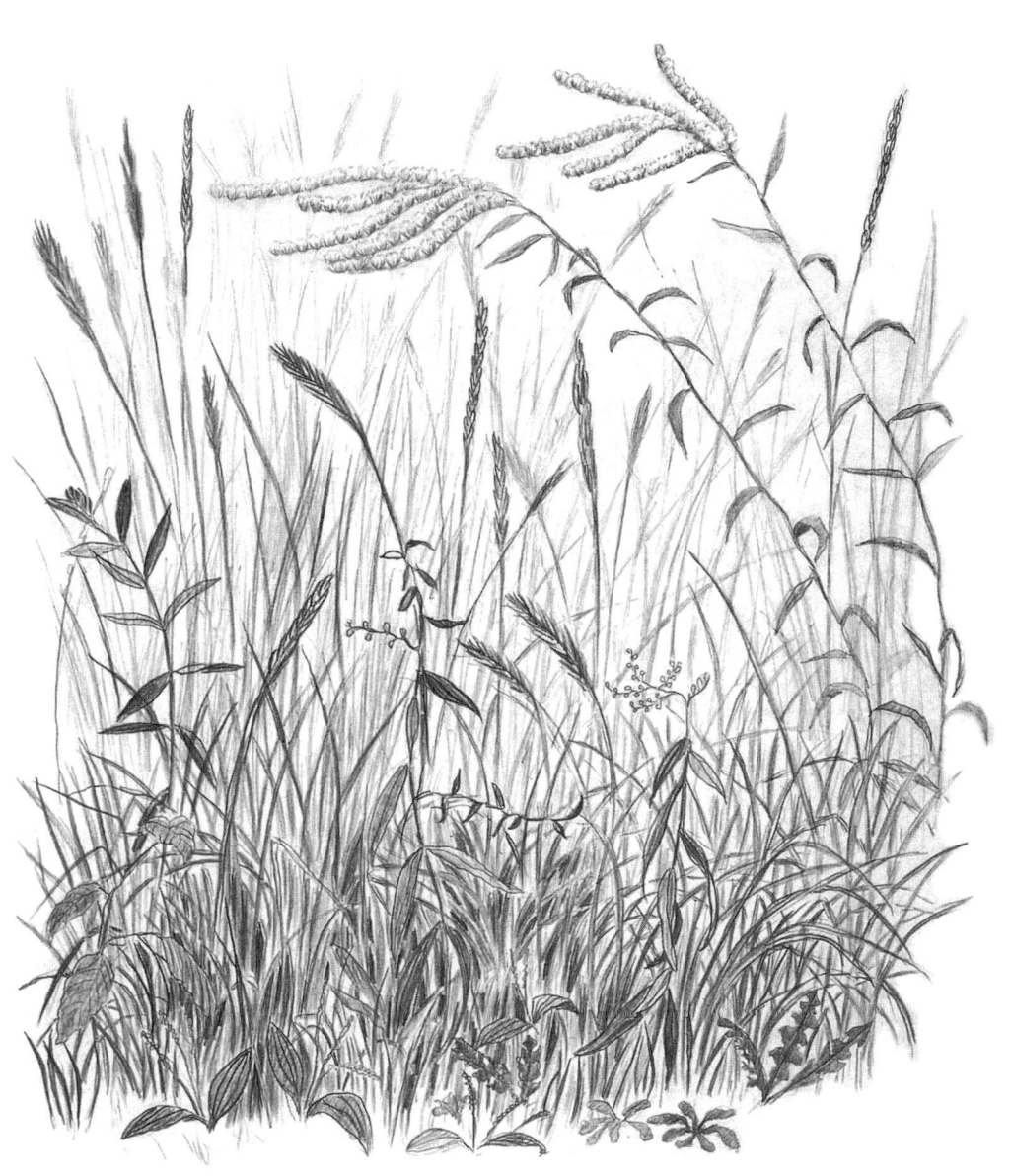

는 데는 불충분하다. 우리의 발 아래 가장 훌륭한 치유의 원천이 있다. 이제는 생각을 바꾸어야 한다.

치유에 가장 좋은 진동수는 자연 에너지의 진동수이다. 두통이나 소화불량, 걱정, 긴장감이 들 때마다 땅 위에 앉거나 서거나 누워보자. 하루 일을 마친 뒤에도, 힘든 자동차 여행을 마친 뒤에도, 이런 훈련으로 마음을 평온하게 다스려보자. 등이든 엉덩이든 발이든 몸의 불편한 부위가 땅과 만나는 느낌에 집중하는 것이다. 우리의 작은 에너지가 대지의 커다란 에너지와 공명을 일으켜 건강한 대지의 에너지를 닮아갈 것이다.

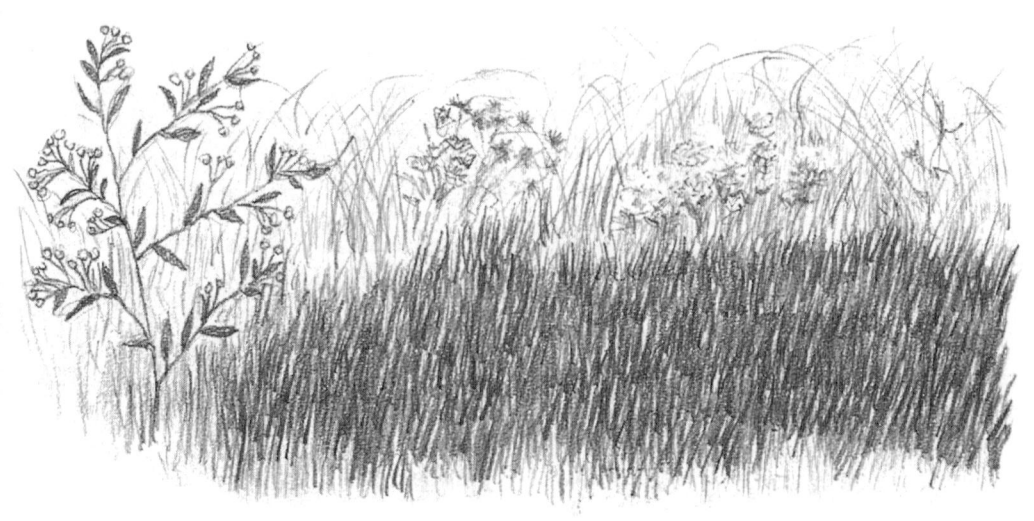

대지와의 이런 상호 작용은 불안이나 우울, 편집증적 생각, 강박적인 행위나 분노 같은 심리적 증상에 훌륭한 치유제가 될 뿐만 아니라 두통이나 등의 통증, 소화불량과 같은 신체적 증상을 없애주기도 한다. 그런데 왜 이런 사실을 대부분의 사람은 모르고 있는 것일까? 자라면서 이를 배우지 못했기 때문이다.

몸이 아프면 아이들은 부모에게 달려가 고통을 호소하고, 부모는 아이에게 그 고통을 어떻게 다스려야 할지 가르쳐준다. 이렇게 전수된 치유책은 효과적이든 아니든 평생 동안 지속되는 게 보통이다. 그러므로 지혜로운 부모라면 이런 경우 아이에게 이렇게 말할 것이다.

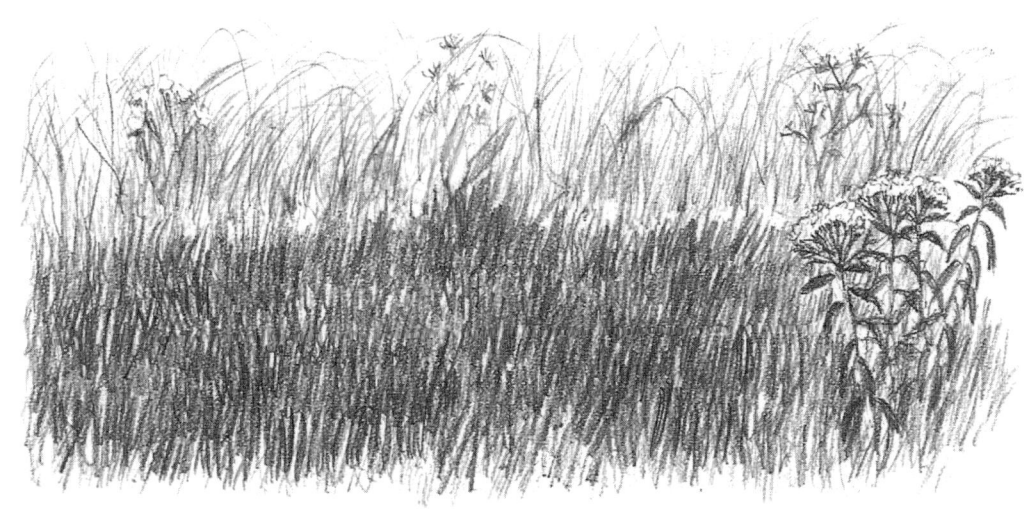

"어이구, 우리 아기, 배가 아프구나. 잠깐 밖으로 나가서 땅 위에 누워보렴." 이렇게 배운 아이는 자연스럽게 효과적인 자연 치유법을 터득할 것이다. 자연의 이런 쓰임새를 환자에게 일러주는 것이야말로 치유자의 주요한 책무의 하나이다. 환자가 다시 다른 사람들에게 그 깨달음을 전해 줄 수 있도록 말이다.

대지는 본원의 어머니다. 이는 은유가 아니다. 대지는 아주 구체적으로 우리를 부양해 주고 보살펴준다. 어린 시절 충분한 보살핌과 사랑을 받은 아이는 밝고 자신 있고 안정적인 사람으로 자라난다. 그러나 대부분의 경우 이와 정반대이다. 많은 이들이 부성은 물론 모성의 결핍 속에서 자라난다. 어른이 되었을 때, 어린 시절의 이런 충분하고 적절한 보살핌의 부재를 메워줄 수 있는 치유책은 어머니 대지뿐이다. 고요한 집중 속에서 어머니 대지의 여성 에너지와 교감하다 보면, 몸과 마음의 장애들을 원래대로 되돌릴 수 있다. 치유자나 마음이 따스한 친구의 도움이 보태지면 치유의 가능성은 그만큼 커진다.

치유자라면 누구나 자연과의 교감을 위해 매일 훈련해야 한다. 이것이야말로 건강한 에너지를 느끼고 그것에 다가가는 법을 터득하는 유일한 길이기 때문이다. 건강하지 못한 치유자는 있을 수 없다. 적절한 에너지가 환자의 에너지 속으로 흘러드는 것을 보여주는 것이 곧 치유의 과정을 이루는 것인 만큼 치유자는 건강의 모범이 되어야 한다. 이를 위해 치유자는 매일 자연 속으로 들어가 온 존재를 집중해서 대지 위에 눕거나 서거나 앉거나 무릎을 꿇는 훈련으로 하루를 열어야 한다.

땅은 건강한 삶의 조건들을 제공해 준다.

4. 주의 집중은 자연 에너지에 다가가는 통로

주의 집중은 자연의 치유 에너지에 다가가는 주요한 통로이다. 요컨대 주의 집중은 자연 에너지와 우리의 필요 사이에서 연결자 혹은 접촉점과 같은 역할을 한다. 예를 들어 버드나무 가지에 주의를 집중하면 자연스럽게 그 버드나무와 하나가 되고, 우리의 에너지 속에서도 긍정적인 변화가 일어난다.

척추를 치유하기 위해서는 그 나무와 척추가 만날 때의 신체적인 감각에 모든 주의를 기울여야 한다. 똑같은 나무로 관절통도 누그러뜨릴 수 있다. 어깻죽지 사이에 가슴 차크라(탄트라 요가에서는 인간의 중추 신경계와 연결된 척추 시스템에 영적 에너지와 연결될 수 있는 일곱 센터가 있다고 보는데 이 센터를 차크라라고 한다. 더 자세한 내용은 뒤의 '10. 인간의 에너지 센터, 차크라'에 나온다―옮긴이)의 후면이 있으므로 나무에 닿는 가슴의 감각들에 주의를 집중하면 된다.

치유자는 특히 집중력이 뛰어나야 한다. 예를 들어 이런저런 알레르기로 고생하는 아이가 있다고 하자. 아이의 비장과 목에 문제가 있음을 감지했을 경우, 치유자는 먼저 자기 몸의 이 부위에서 거의 완벽에 가까운 에너지 흐름을 구현해야 한다. 그런 다음 가슴이 확장되도록 자신의 가슴에 집중한다. 그래야만 자연 에너지가 치유자의 가슴을 통해 흘러 아이를 치유해 줄 수 있기 때문이다. 그러나 치유자가 충분하게 집중하지 못할 경우 치유는 일어나지 않는다. 스스로 자기 몸을 치유하는 경우에도 마찬가지이다. 아픈 부위에 풀이나 꽃을 갖다댄 뒤 이에 충분히 집중할 수 있어야 한다.

명상은 집중력을 높이는 체계적인 훈련의 하나이다. 명상을 한다는 것은 곧 소리든 사물이든 이미지든 말이든 한 번에 한 가지에만 정신을 모으는 것이나 마찬가지이기 때문이다. 명상은 결코 신비롭거나 불가사의한 행위가 아니다. 모든 영적 전통이나 병법에서도 일찍부터 집중의 중요성을 인정했다. 때문에 어떤 전통이거나 명상을 가르치는 그 나름을 방법을 갖고 있다.

건강한 존재에 정신을 집중할 경우 명상은 특히 가치를 발한다. 종교인들이 신의 이름에 집중하는 것도 이 때문이다. 그러므로 치유자 역시 한 번에 한 가지씩 자연의 에너지에 집중해야 한다. 나무나 향초, 땅 등등 어떤 것이든 좋다. 이런 명상은 여러 가지 효과를 지닌다. 치유자의 에너지 흐름을 원활하게 만들어주고, 치유자가 몸담고 있는 세계에 대한 가르침을 주며, 집중력과 마음의 평정을 높여준다.

집중을 잘하려면 먼저 집중에 대한 결의가 중요하다. 물론 정반대의 방향, 즉 집중을 못하는 쪽으로 끌려갈 수도 있다. 이런 반대의 힘은 언제나 있게 마련이다. 이런 반대의 힘은 부적절한 생각이나 일에 대한 불만, 다른 곳에 있고 싶은 욕망, 집중에 대한 의심 등등 여러 가지 형태로 나타날 수 있다. 하지만 집중을 가로막는 이런 내면의 적대자들과 씨름하는 것은 좋지 않다. 화나 자기 비판, 엄격한 통제는 전혀 도움이 안 되기 때문이다. 이런 행위들은 오히려 '반치유적 anti-healing'이다. 이럴 때에는 잠시 모든 것을 내려놓고 자신의 불균형을 겸허히 인정하는 것이 좋다. 그런 다음 다시 편안한 마음으로 집중을 시도한다.

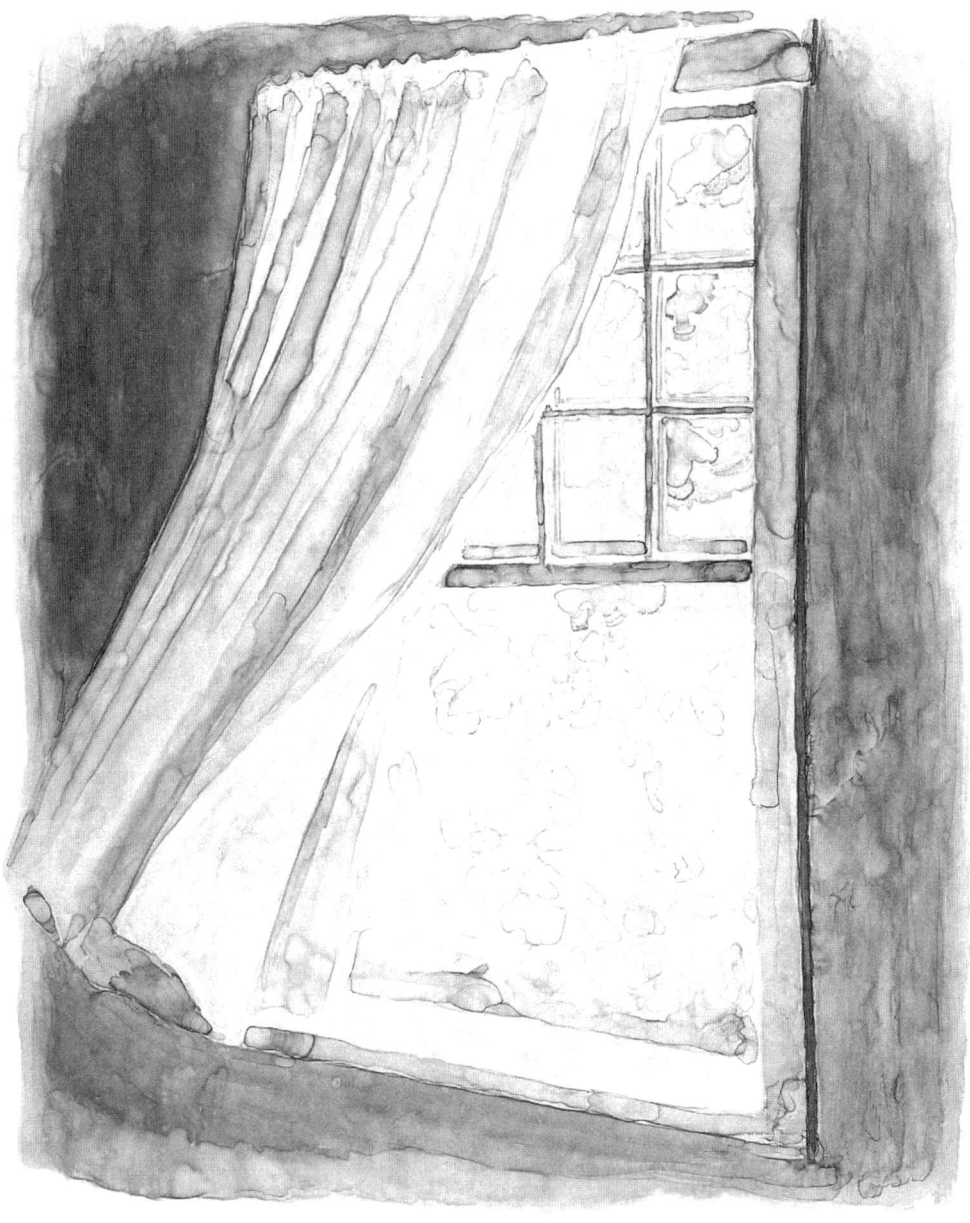

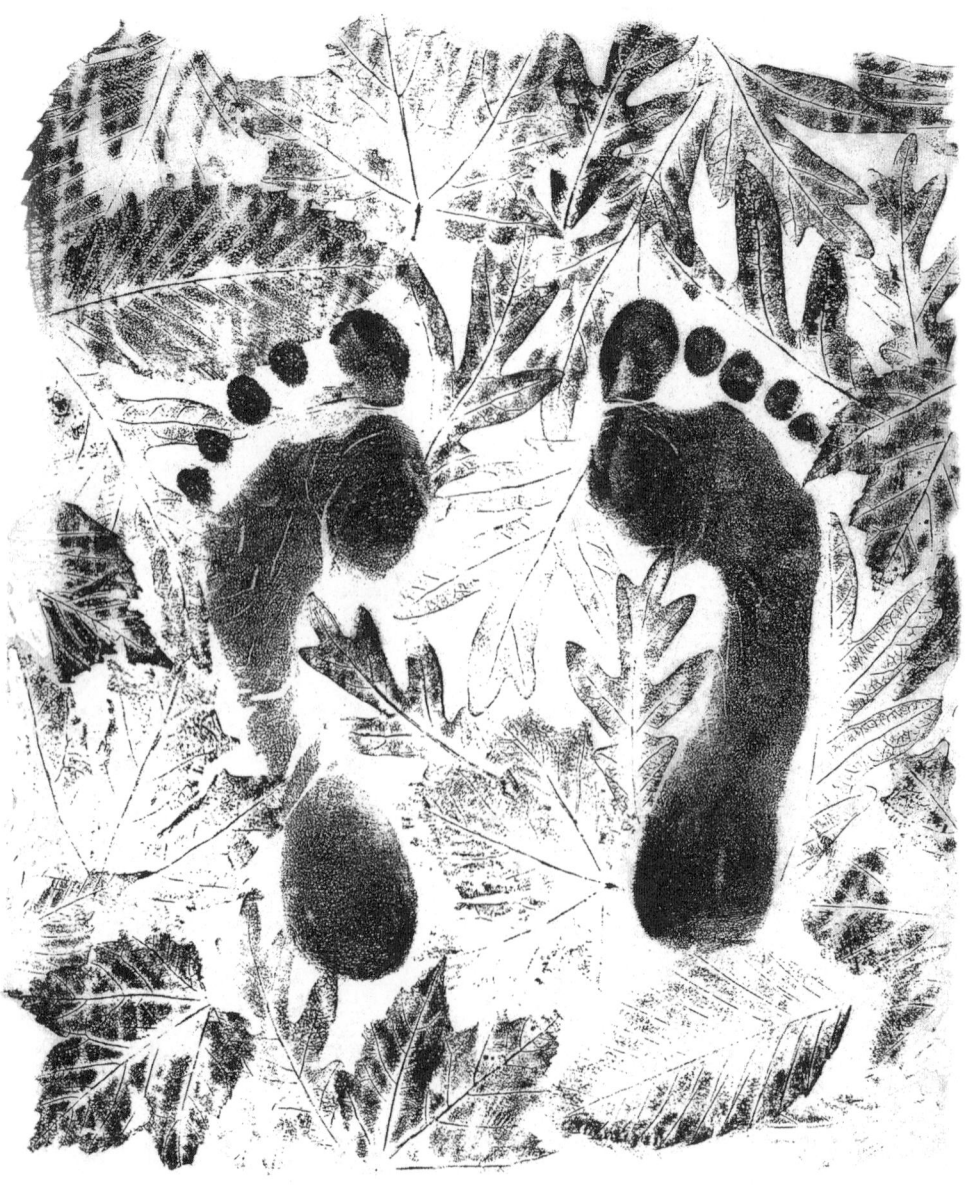

5. 맨발로 땅을 딛고 느낀다

평온하고 건강해지려면 집중을 통해 자연과 교감하는 법을 익혀야 한다. 자연의 에너지로 온몸이 충만해지도록 하는 것이다. 아주 간단한 방법이지만, 이를 완전히 익히려면 어느 정도의 훈련이 필요하다. 먼저 되도록 맨발로 땅을 디디고 서서, 발바닥에 닿는 땅의 촉감에 정신을 집중한다. 몇 주만 거르지 않고 이를 반복하면 아주 능숙해지고, 더불어 삶도 변화할 것이다.

이런 간단한 명상으로 그처럼 소원하던 결과를 얻을 수 있는 이유는 무엇일까? 발 밑에 와 닿는 땅의 감촉에 주의를 집중하면, 땅으로부터 몸 속으로 이어지는 에너지의 흐름이 저절로 증가하기 때문이다. 그러므로 매일 이런 훈련을 반복하면 에너지의 흐름이 증가하는 만큼 몸의 활기와 편안함도 증가한다. 강도 높은 치유를 받지 않아도 엄청난 양의 에너지 흐름으로 인해 증상이 호전됨은 물론 마음가짐과 몸 상태도 좋아질 것이다. 그러면 좌절감이나 질병으로 인해 쉽게 흔들리는 일도 자연히 줄어든다.

맨발로 땅을 딛는 훈련을 반복하면 땅으로부터 몸 안으로 흘러드는 에너지의 흐름을 보다 효과적으로 증가시키는 법도 터득하게 된다. 그러면 삶의 구체적인 일에도 이를 바로 적용할 수 있다. 몸 속의 에너지가 증가하면서 다른 일들도 더욱 효과적으로 처리하게 되는 것이다. 숙제나 자기 주장, 창조, 성적인 행위와 같은 삶의 특정한 부분에서 실패를 거듭할 경우 이런 훈련은 특히 중요한 영향을 미친다. 무언가 어렵고 중요한 일을 앞에 두었다면, 맨발로 땅을 디디고 서서 집중하는 훈련을 해보자. 커다란 변화를 체감할 것이다.

불안과 두려움, 공포는 물론 이런 건강한 행위와 대조를 이룬다. 이런 감정들에 휩싸일 경우 횡경막은 위로 수축하고 몸의 에너지 역시 땅에서 멀리 위로 끌어올려진다.(공포로 가쁜 소리가 날 때 이를 느낄 수 있을 것이다.) 두려운 순간에는 땅이나 다른 무엇에 발을 디디고 서서 고요히 그 감각에 집중해 보자. 두려움을 없애는 좋은 해결책이다. 에너지의 흐름을 회복시켜 마음까지 평화롭게 만들어주기 때문이다.

대지와의 교감은 건강한 에너지로 우리 몸을 충만케 한다.

대지와의 교감은 몸을 치유해 준다.

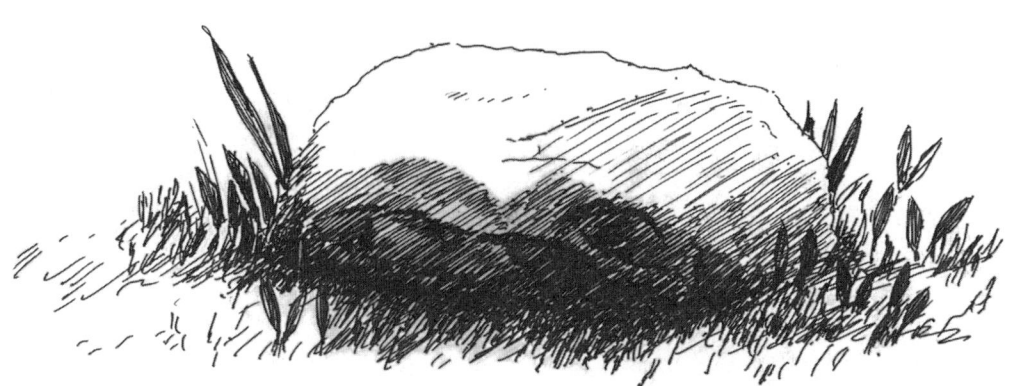

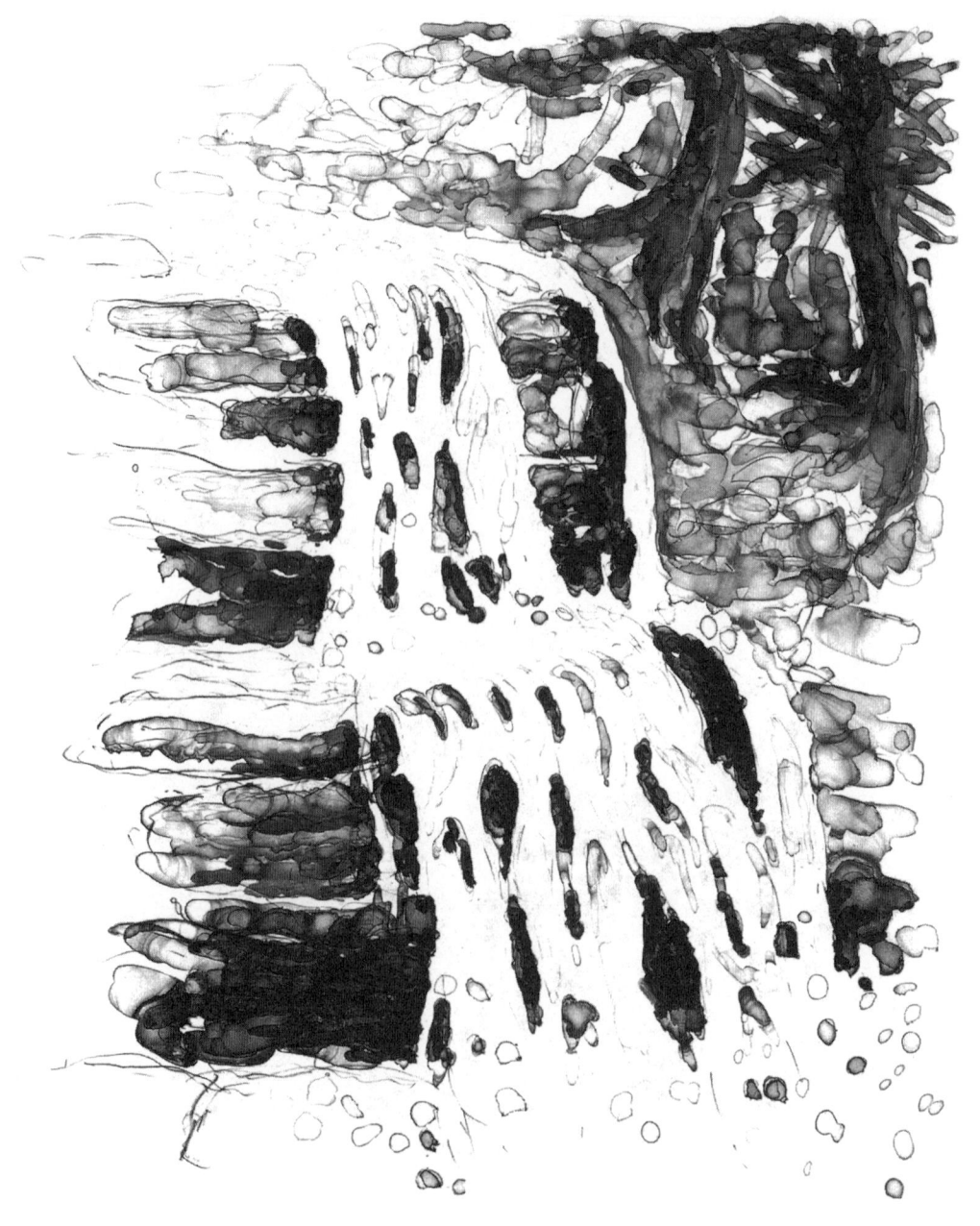

6. 땅 에너지가 주는 선물

땅의 에너지는 세 가지 주요한 기능을 한다.

첫째는 해독 작용이다. 우리는 음식이나 공기, 타인들과의 부대낌을 통해 끊임없이 건강하지 못한 물질을 흡수한다. 몸 속의 이런 해로운 에너지는 몸과 마음의 건강한 작용을 방해한다. 그렇다면 이를 어떻게 해야 할까? 결함이 있는 이런 부정적 에너지를 땅 속으로 쏟아버리는 것이 그 한 가지 해결책이다. 땅에 등을 대고 눕는 것이다. 척추에 닿는 땅의 느낌에 집중하며 누워 있다 보면, 우리의 에너지가 자발적으로 땅의 에너지와 교류하면서 해독 작용이 시작된다. 척추를 통해 쓸모 없는 에너지들이 배설되는 것이다. 그러면 대지는 쓸모 없는 에너지까지 포함해서 우리가 버린 모든 것들을 재생시킨다.

이런 일반적인 해독 작업으로는 충분치 않을 수도 있다. 그럴 때에는 각자의 판단에 따라 땅과의 접촉점이나 폐, 대장, 혹은 신장이나 목 같은 기관 중 하나를 선택해서 집중하는 일을 병행한다. 불편함이나 질병, 기능 장애를 자주 일으키는 기관들이 바로 이들이기 때문이다.

약을 복용하는 중이라도 간과 신장이 있는 부위를 매일 땅에 대고 집중하면 도움이 된다. 유행성 감기나 독감이 걸렸을 때에는 특히 신장과 폐가 있는 부위를 땅에 대고 그 감각에 집중하는 것이 좋다. 어느 부위든 통증이 있을 때에는 그 부위를 땅에 대고 느낌에 집중한다. 척추 아래 부위에 통증이 있을 때에도 마찬가지이다. 몸이 불편하든 아니든 치유자는 매일 아침과 하루 일과를 마친 후에 가장 먼저 땅 위에 의식적으로 누워 집중하는 훈련을 꾸준히 해야 한다.

땅 에너지의 두 번째 기능은 우리 몸을 에너지로 가득 채워주는 것이다. 우리 문화권에서는 물론 낯선 개념이다. 그러나 땅 위에 발을 딛고 서는 순간 우리는 그 땅과 상호 작용을 한다. 그러므로 땅에 닿는 발바닥의 촉감에 의식을 집중하며 서 있다 보면, 발바닥을 통해 마치 펌프처럼 땅의 에너지가 몸을 관통해 위로 끌어올려지는 것을 느끼게 된다. 이런 식으로 몸 속의 에너지가 증가하면, 신체적 질병은 물론 정신병의 증상 대부분이 호전되거나 완전히 사라진다. 그러나 에너지를 위로 끌어올리는 것이 도움이 안 되는 경우도 있다. 이럴 때에는 땅에 닿는 발바닥의 느낌에 집중하거나 발바닥을 통해 땅 속으로 에너지를 흘려보낸다.

땅 에너지의 세 번째 기능은 자연스러운 감각을 향상시켜 주는 것이다. 우리들 대부분은 낮 동안 주로 추상적인 두뇌 활동에 전념한다. 사업상의 업무를 보거나 기계를 돌리고 이론을 학습하거나 컨설팅을 한다. 모두 자연스럽지 않은 인위적 활동들로, 몸과 마음의 자연스러운 움직임과는 상관이 없는 인위적인 상징 체계와 우연성 속으로 우리를 몰아넣는다. 공부나 글쓰기, 세금 계산 등의 일을 몇 시간 동안 지속적으로 하다 보면 누구나 피곤함을 느끼는데, 이런 신체적·심리

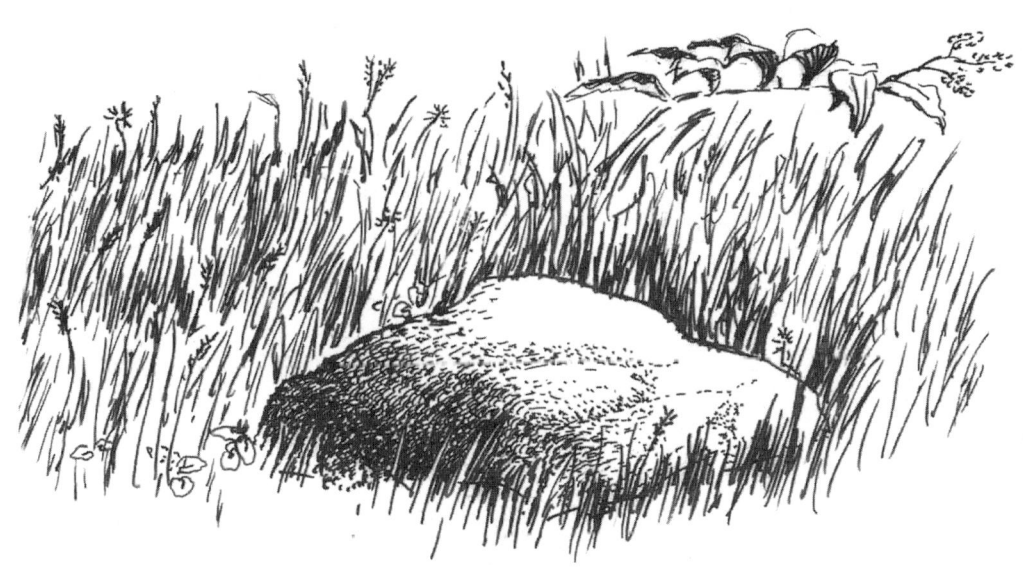

적 불편함은 모두 인위적인 행위들에 몰두한 결과이다. 하물며 매일 이런 행위들을 하며 살아야 한다면 어떻게 되겠는가? 사고와 가치, 실재의 인식에 있어서 건강하지 못한 부정적 변화가 일어날 것이다. 그러나 불행하게도 대부분의 직업이 이런 속성을 갖고 있다. 해독제는 아주 간단하다. 매일 잠깐씩이라도 땅 위에서 보내는 시간을 갖는 것이다. 아침에 잠에서 깼을 때와 하루 일과를 마친 후의 시간이 가장 이상적이다.

치유는 물론 카운슬링이나 의약품 치료에서도 스트레스를 받는 경우가 잦다. 결과적으로 그 시술자에게 건강하지 못한 영향을 미칠 수도 있다. 이런 스트레스의 정도는 환자가 갖고 있는 병의 심각성에 비례한다. 그러므로 독을 씻어내고 새로운 기운을 얻어 고요하고 단순한 상태로 돌아가려면, 환자 못지 않게 치유자에게도 자연의 선물이 절실하다.

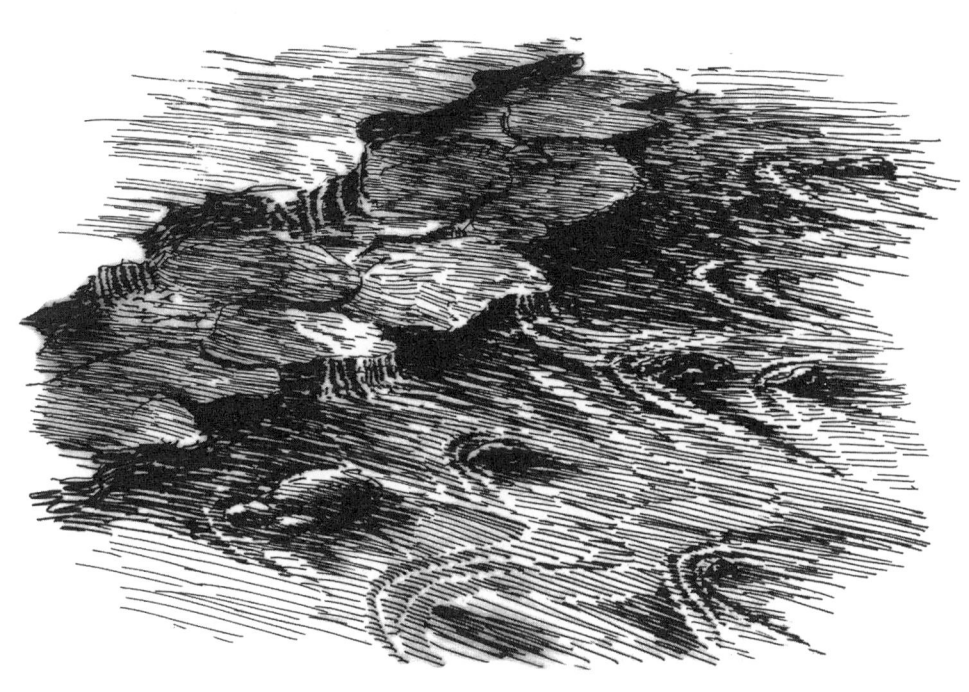

7. 나무는 자연 치유의 동반자

나무는 살아 있는 에너지 통로이다. 사람들로 하여금 제각기 변형된 형태로 그 에너지를 이용할 수 있도록 대지의 에너지를 위로 끌어올려 준다. 사람은 누구나 이 에너지 실린더 사이에 살고 있지만, 가르침과 치유를 주는 나무의 능력을 아는 이는 드물다.

어떤 종種이든 나무는 땅의 에너지를 흡수해서, 나름의 독자적인 방식으로 그 에너지를 사용할 수 있게 해준다. 수직의 강력한 에너지 흐름을 갖고 있기 때문에 나무는 우리의 수직적인 에너지 흐름, 발끝에서 머리끝으로 이어지는 에너지의 흐름을 향상시키는 데 큰 도움이 된다. 우리 역시 에너지를 관통시키는 실린더와 같은 유기체이기 때문에, 아래로는 땅을 통해 영양분을 얻고 위로는 하늘을 통해 영감을 얻는다. 아주 훌륭하게 이 일을 해내는 나무들이야말로 우리의 특별한 스승으로 삼을 수 있다.

나무처럼, 건강한 사람의 에너지는 걸림이 없다. 이들은 언제나 자신

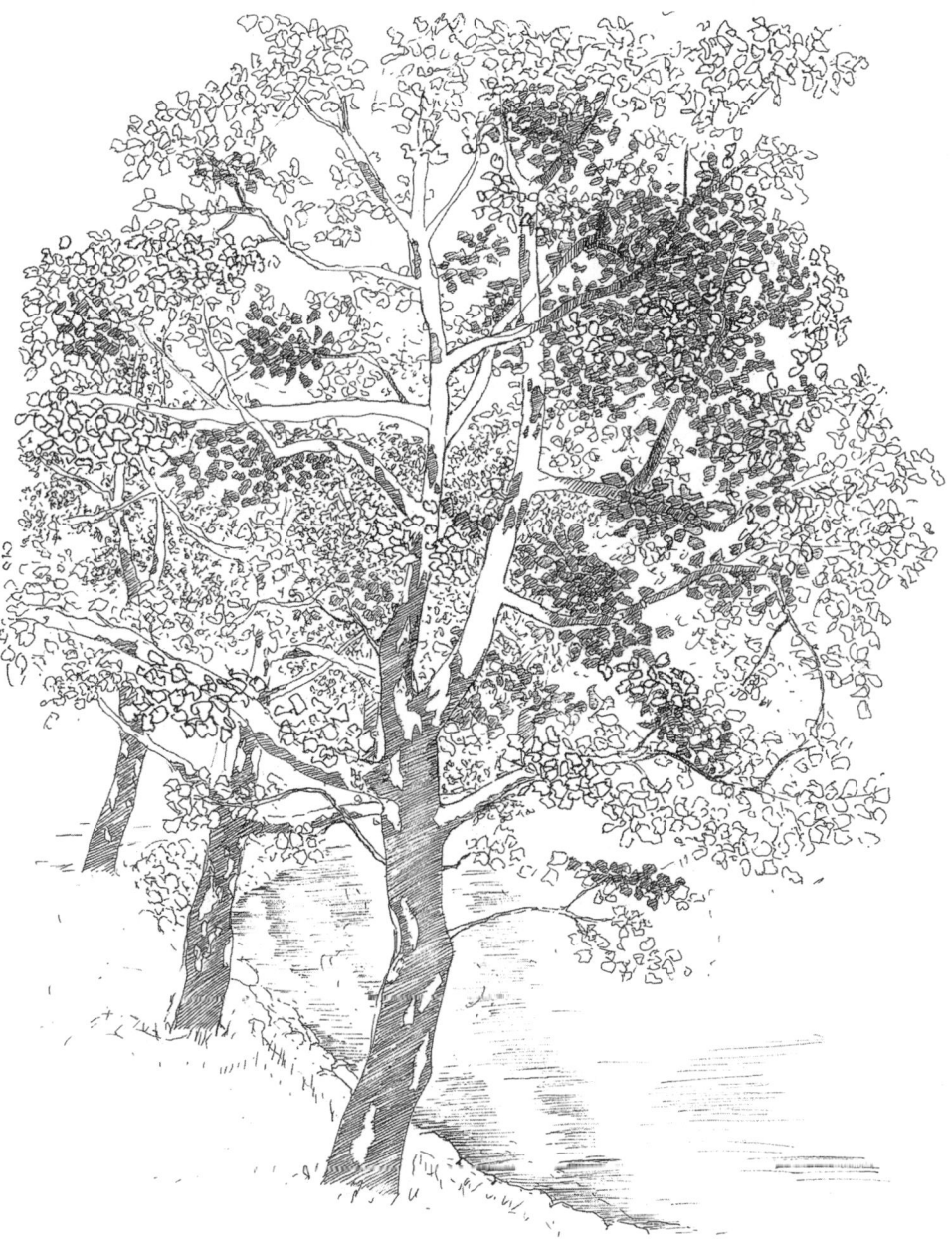

감에 차 있고 생기 넘치며 매일의 일과를 훌륭하게 처리해 낸다. 그러나 이런 거침없는 에너지의 흐름이 방해를 받으면 고통이나 걱정에 휩싸인다. 통증이나 질병이 생기는 원인도 마찬가지이다.

나무를 치유의 동반자로 활용하는 법은 무엇일까? 먼저 큼직하고 잎이 무성한 나무를 찾아 지친 몸을 그 커다란 에너지의 흐름에 기댄다. 나무와 몸이 만나는 부위에 집중하면서 얼마간 그렇게 있다 보면, 활력이 생기고 훨씬 평온해지는 게 느껴질 것이다. 아픈 느낌이 금세 사라지기도 한다.

나무에 가까이 다가가는 것은 곧 강하고 건강한 에너지의 상승 속으로 들어가는 것이다. 이는 우리에게 긍정적인 영향을 미친다. 나무는 우리 자신의 에너지를 북돋아주는 자연적이고 효과적인 후원자이기 때문이다. 이 선물은 특히 언어나 설명이 필요 없어 이성의 늪을 비껴갈 수 있게 한다는 장점도 있다.

나무들이 뿜어내는 에너지는 제각기 다르다. 나무에 기대거나 가까이 다가섰을 때 그 느낌이 사뭇 달랐던 경험이 있을 것이다. 버드나무나 무화과나무처럼 여성적인 에너지가 강한 나무들은 통증을 완화시키는 데 좋고, 떡갈나무나 너도밤나무처럼 남성적인 에너지가 많은 나무들은 그 강력한 상승 에너지로 몸을 꼿꼿하게 재정비하도록 돕는다.

사람처럼, 나무 역시 같은 종이라도 저마다 독특한 특성을 갖고 있다. 약간의 집중력과 훈련만 있으면, 자신의 다양한 필요를 만족시켜 줄 수 있는 나무를 훨씬 쉽게 찾을 것이다.

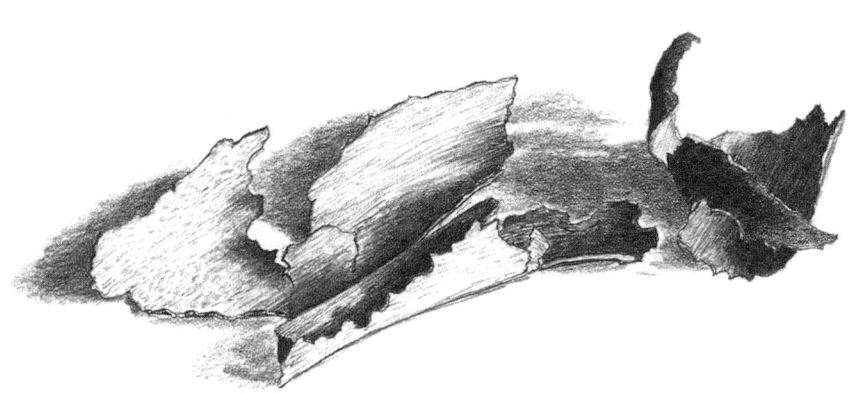

8. 공기, 기체 형태의 자연 에너지

삶의 매 순간 우리 몸 속으로 흘러드는 공기, 이 공기는 기체의 형태를 띤 자연 에너지이다. 외부와 내부 사이에서 민감한 접촉점 역할을 하는 것은 우리의 폐이다. 바로 이 폐 속에서 공기가 피와 결합한다. 자연 에너지가 순식간에 개인적인 에너지로 전환되는 곳도 바로 이 폐이다. 이런 경이는 일생 동안 삶의 순간순간마다 계속된다.

자연 에너지가 기체의 형태로 몸 안에 들어오면 우리는 그것과 하나가 된다. 공기를 가르며 공기를 들이마시는 순간, 우리는 가볍지만 거대한 치유의 중재자 속으로 들어가고 공기는 우리 안에 존재하게 된다. 외부로부터 우리 몸 전체의 표면을 부드럽게 마사지하는 한편, 내부로부터는 폐를 부풀려 띄워준다. 우리 몸의 중심에는 거의 무게가 없는 장소가 있는데, 폐가 부드럽게 쿠션 역할을 해주는 이곳에서 심장은 가볍게 휴식을 취한다. 그러므로 폐가 건강하면 감정 역시 쾌활하고 낙천적으로 바뀐다.

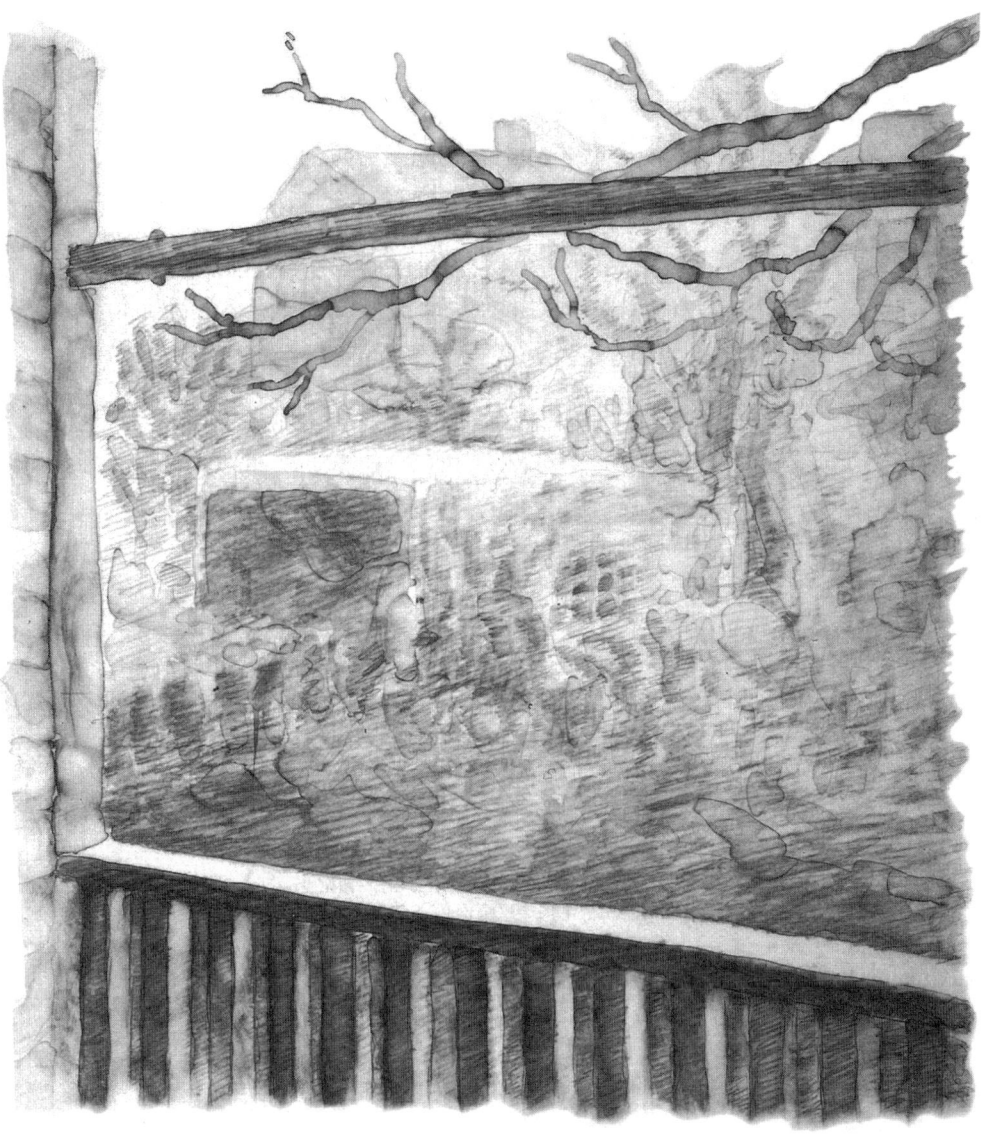

리드미컬하게 혹은 크게 숨을 쉬는 이들은 별로 없다. 그러나 깊고 편안하게 숨을 쉬면 몸과 마음이 평정을 되찾고, 이렇게 평정을 되찾으면 몸과 마음의 병적인 증상들은 거의 일어나지 않는다. 건강하지 못한 호흡법을 바꾸는 최선의 길은 흥미롭게도 새로운 호흡법을 익히는 것이 아니라, 앉거나 서서 땅의 에너지를 받아들이는 것이다. 그러면 몸 전체의 에너지 흐름이 바뀌고, 자연히 호흡도 개선된다.

환자의 바람은 물론 시장 구조와 일치되는 일이라 해도, 증상의 치료는 일시적인 변화 이상의 결과는 주지 못한다. 새로운 호흡법을 배우는 것이 그 좋은 예이다. 이런 방법은 정확히 그 호흡에 의식을 집중하는 동안에만 효력이 지속된다. 그러므로 유능한 치유자는 환자의 에너지 구조는 물론 자연 에너지와 환자와의 관계 속에서 증상의 원인을 찾는다. 숨을 불안하거나 얕게 쉬는 것은 횡경막의 제한적인 운동으로 인해 나타나는 신체적·정서적 상태이다. 그러므로 첫 번째와 세 번째 차크라에 대한 치유로 횡경막을 치유해야 한다. 이런 치유가 이루어지면 호흡은 저절로 고르게 된다.

그렇다면 흡연은 치유에 어떤 영향을 미칠까? 흡연은 폐의 산소 흡입량을 감소시킨다. 산소가 불충분해지면 몸 전체가, 특히 폐와 가슴이 약화되고, 그 결과 흡연자는 처음부터 장애를 안고 삶의 도전에 대응하게 된다. 삶에 몰입하는 데 가장 필요한 것이 다름 아닌 심장의 활력이기 때문이다. 자연히 산소가, 다시 말해 에너지 공급이 제한적이 되면 앞으로 나아가기가 힘들어진다. 그러므로 치유자는 가슴이 따스하게 열린 상태에서 흡연자에게 이런 이야기를 해주어야 한다. 물론 전에도 누차 이런 당부를 했을 것이다. 그러나 흡연자의 방어벽을 뛰어넘어 흡연자 스스로 이 사실을 인정하게 만드는 것은 역시 사랑이다.

어떤 치유자에게도 담배는 금물이다. 타인의 삶을 더욱 행복하게 만들어줄 충분한 사랑의 에너지로 가슴을 가득 채우려면, 무엇보다도 몸이 건강하고 강해야 하기 때문이다.

9. 치유는 땅으로부터 시작되어 가슴을 통해 이루어진다

에너지가 물질을 형성하고 통제한다는 사실을 인정해야 비로소 치유의 개념을 이해할 수 있다.

치유는 에너지의 흐름을 재정비해서 훨씬 효과적인 움직임 패턴을 회복하도록 돕는 일이다. 그리고 이는 자연의 선물이 있어야 가능하다. 자연 에너지와 치유자의 존재가 결합될 때, 자연으로부터 에너지의 흐름을 중재하는 일, 곧 치유는 훨씬 더 성공적으로 이루어진다.

우리는 땅 위에 발을 디디고 산다. 그러므로 땅의 보살핌이 있어야 존재할 수 있다. 그러나 우리 몸의 에너지는 양 극으로 흐른다. 위와 동시에 아래로도 흐르는 것이다. 발은 땅과 관계를 맺는 반면, 머리는 위로 하늘을 향해 있다.

'하늘'이라는 말 속에는 태고적의 시간과 세상에 대한 색다른 개념이 함축되어 있다. 그러나 땅처럼 하늘 역시 자연 환경의 일부이다. 그러므로 발 아래든 머리 위든 자연의 에너지는 다 같다. 하지만 인간의 경우에는 다르다. 에너지가 위로 흐르는 동안 차크라 시스템이 진동수를 높여주기 때문에, 인간의 에너지 진동수는 발끝에서 머리 끝, 혹은 엉덩이에서 머리 꼭대기까지 서로 다르다.

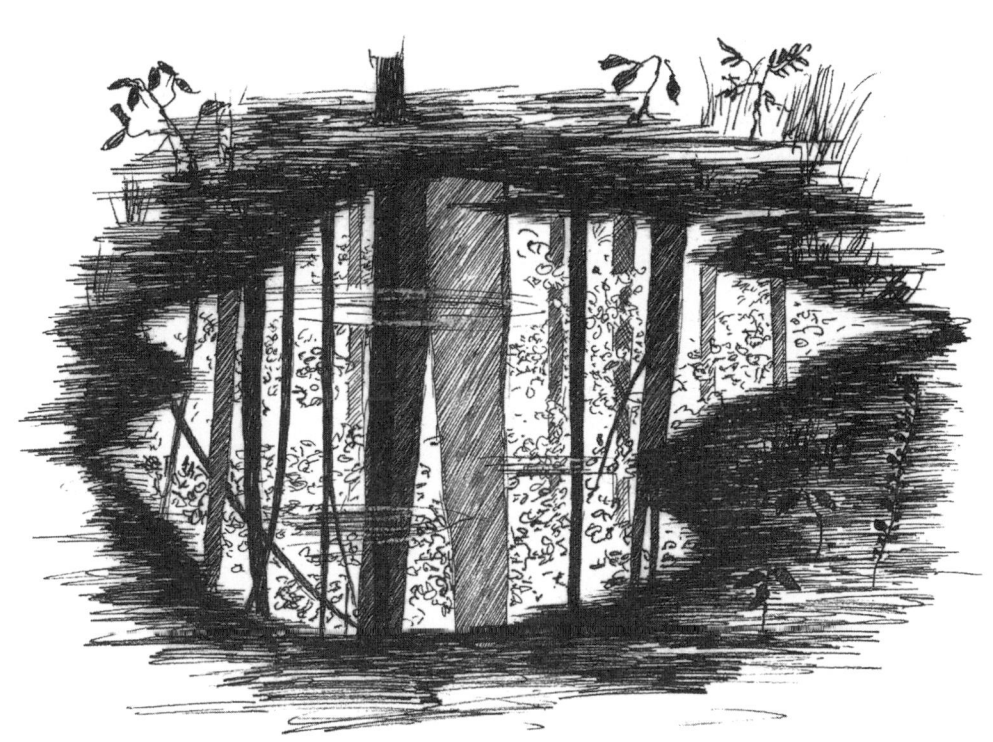

그렇다면 이는 치유에 어떤 의미가 있는 것일까? 자연 에너지가 치유자의 몸을 통해 위로 상승하다 가슴속에서 변화의 근본 요소인 사랑과 결합, 가슴을 통해 밖으로 발산된 결과로 일어나는 것이 치유이다. 우리에게 영감을 주는 것이 하늘이 아닌 것처럼, 우리를 치유해 주는 것 역시 하늘이 아니다. 물론 하늘의 아름다움은 찬미할 일이다. 통합적인 하나의 완벽한 자연을 이루는 일부로서 모든 생명체를 보살펴주는 존재가 바로 하늘이라는 것도 이해해야 한다. 그러나 잊지 말아야 한다. 치유는 땅으로부터 시작되어 가슴을 통해 이루어진다는 것을. 사람의 에너지는 위로 흐르는 동시에 아래로도 흐르며, 그 몸의 양끝으로부터 자연과 관계를 맺고 있음을. 건강에는 땅으로부터 하늘로, 즉 몸의 한 끝에서 다른 한 끝으로 이어지는 하나의 완벽하고도 강하며 거침없는 에너지의 흐름이 필요하다는 것을.

자연은 하나이며, 우리는 완벽한 곳에 살고 있다. 자연과의 관계 속에서 에너지의 흐름을 회복함으로써, 우리 잠재력의 한 끝에서 다른 끝으로 에너지가 거침없이 흘러가도록 만드는 것이, 그럼으로써 건강을 되찾는 것이 우리의 할 일이다.

10. 인간의 에너지 센터, 차크라

실재reality를 이루는 기초는 바로 생명 에너지이다. 해부학이나 심리학 모두 생명의 에너지를 조망하는 다양한 학문적 관점일 뿐이다. 생명의 에너지가 물질로 현시될 경우, 우리는 이를 몸physical body이라 부른다. 반면에 에너지의 움직임을 느낄 경우에는 이를 감정emotion이라 부르며, 그 내용물에 초점을 맞출 경우에는 그것을 생각thought이라 부른다.

인간은 원통 모양의 에너지 흐름 체계로, 그 맨 밑바닥은 땅 에너지와 연결되어 있다.

발과 다리 에너지의 주요 기능은 땅의 에너지에 다가가는 것이다. 땅과 접촉해서 몸을 통해 자발적으로 땅의 에너지를 위로 끌어올리면 땅의 에너지에 다가갈 수 있다. 자연적인 환경 속에서 사람들은 신발을 신지 않거나 발을 거의 가리지 않고 걷는다. 이럴 경우 발, 특히 발가락은 역동적이고 활기찬 방식으로 더욱 쉽게 땅의 에너지를 위로 끌어올린다. 그러나 이런 작용을 방해하는 것은 신발 자체라기보다 발을 옥죄는 신발의 모양이다. 이런 모양의 신발을 신고 걷는 데에 길들여지면 발의 자연스러운 형태가 굳어져 발 근육과 연결 조직의 움직임이 감소한다.

'문명화된' 사람들의 경우에는 다소 감소한 경향이 있지만, 땅의 에너지는 여전히 발과 다리를 통해 위로 흐른다. 일단 척추 끝에 가 닿으면 땅의 에너지는 차크라chakra라 불리는 일곱 개의 에너지 센터를 통과해 위로 올라간다. 차크라는 원래 산스크리트 어인데 영어에는 이를 대체할 만한 적절한 말이 없다. 각각의 차크라는 적절한 에너지 진동수를 만들어, 몸의 거의 모든 부위로 이를 분배한다. 에너지는 곧 의식이므로, 차크라는 각기 특정한 형태의 지성을 갖고 있다. 뒷장에 있는 차크라 그림을 보면, 다음의 내용을 이해하는 데 도움이 될 것이다.

차크라는 물체가 아니다. 고정된 사물도 아니다. 소용돌이가 강의 흐름 속에 존재하는 움직임의 하나인 것처럼, 차크라는 인간의 에너지 흐름 속에 존재하는 하나의 움직임일 뿐이다. 차크라는 인간 에너지의 '해부학적 지도'를 형성한다. 차크라는 결코 불가해하거나 신비로운 것이 아니다. 대형 할인점에서 쓰는 수레만큼이나 일상적인 것으로, 심장이나 위처럼 누구에게나 있는 것이다. 하지만 에너지가 곧 생명 자체이므로, 차크라에는 생명의 특정한 기능을 담당하는 능력이 있다. 때문에 그 위치와 진동수 면에서 개개의 차크라들은 서로 분명하게 구별된다. 엉덩이에서 정수리로 올라갈수록, 두 번째 차크라만 제외하고, 차크라의 진동수는 점점 높아진다.

각각의 차크라들은 척수에서부터 흘러, 앞쪽과 뒤쪽으로 뻗어나가, 몸의 앞과 등쪽에 두 개의 에너지 센터를 형성한다. 그러나 첫 번째 차크라와 일곱 번째 차크라의 경우엔 약간 다르다. 즉 이 차크라들은 척추 맨 위와 아래 끝에서부터 시작되어, 에너지 센터를 각각 하나씩만 만들어낸다. 몸통의 맨 아래 부분과 정수리에서, 에너지 흡입 밸브와 방출 밸브를 형성하는 것이다. 일곱 개의 차크라들은 모두 살갗과 떨어져서 흐른다. 인간의 에너지가 피부로 덮여진 부분에만 제한되어 있는 것은 아니기 때문이다.

첫 번째 차크라는 골반 바로 아래의 회음부에 있다. 이 차크라의 주

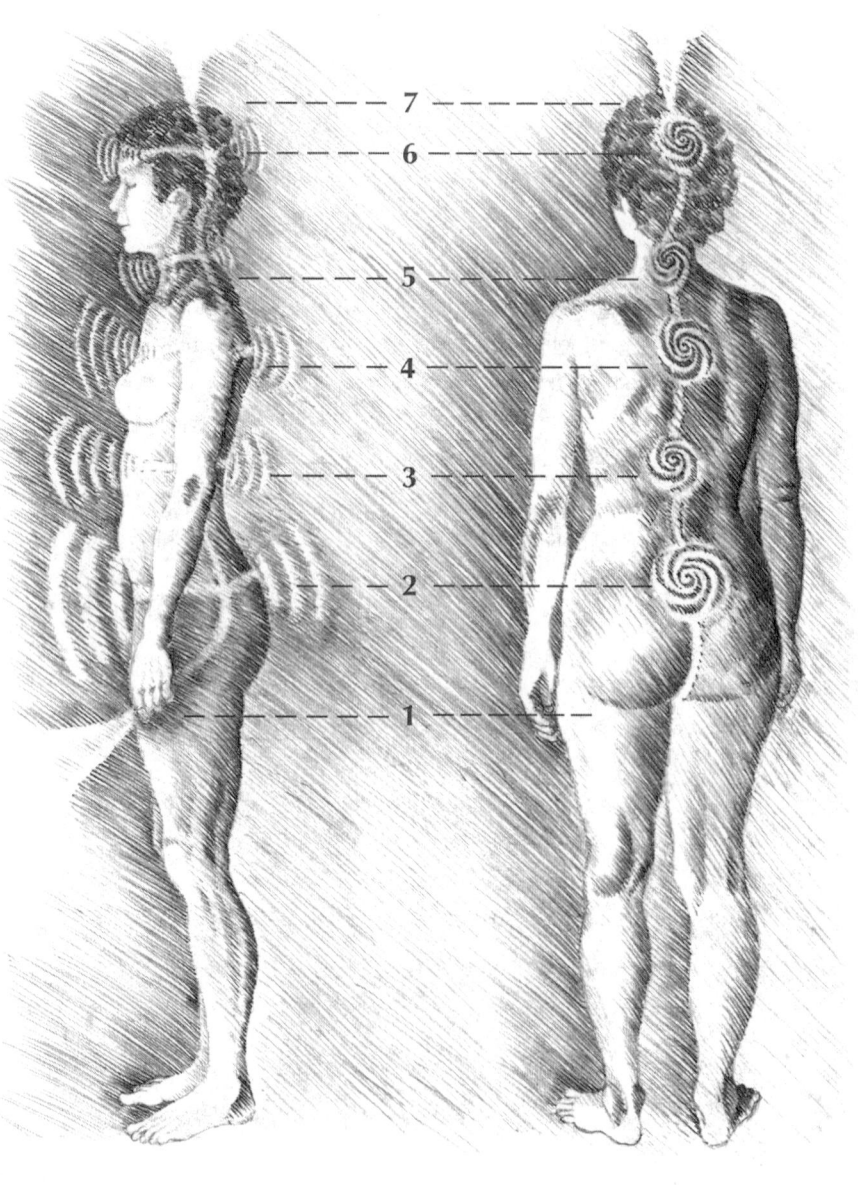

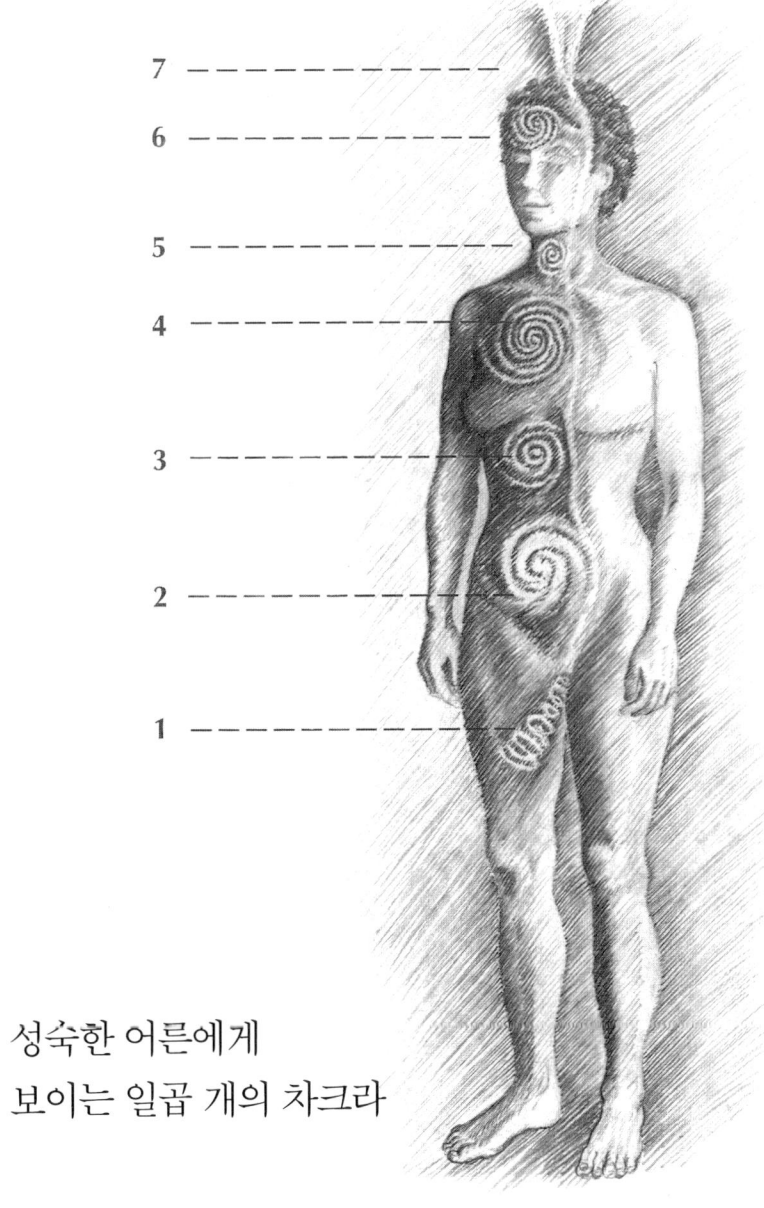

성숙한 어른에게
보이는 일곱 개의 차크라

요 기능은 인간을 땅, 즉 생명력과 연결시켜 주는 것이다. 그렇게 해서 이 차크라는 몸에 에너지를 공급해 준다. 첫 번째 차크라의 크기와 형태는 살아 있는 느낌이라든지 이성과 결합시의 기본적인 태도를 결정 짓는다. 그리고 이런 태도는 생각이나 사회적으로 습득된 가치에 의해 부차적으로 결정된다.

첫 번째 차크라에서 위로 올라간 에너지는 허리선 아래(즉 단전 자리—옮긴이)에 위치한 두 번째 차크라에 도착한다. 이때 두 번째 차크라 안에서 에너지가 회전하면서 에너지의 진동수가 변화한다. 골반과 그 구성물들이 제 기능을 담당하도록 에너지의 진동수가 낮아지는 것이다. 그런 다음 골반 기관들 속으로 에너지가 분배된다. 생후 일

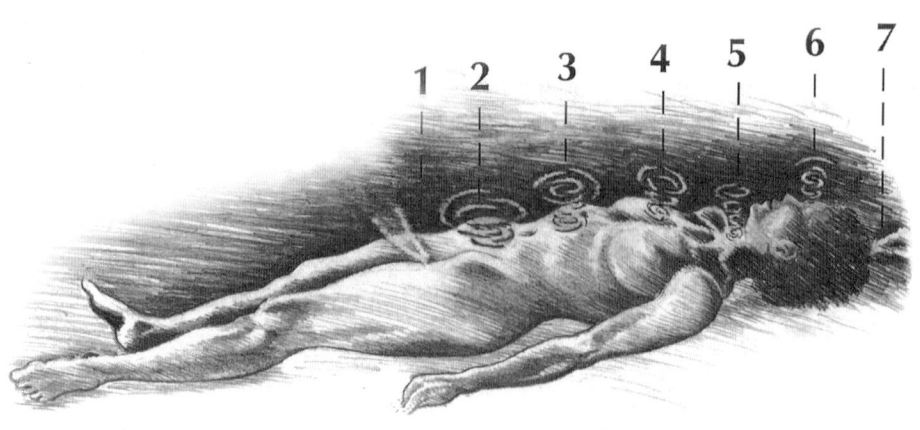

년간 유아의 이 부위는 어머니의 골반 에너지에 반응하여 리듬과 움직임을 획득한다. 이렇게 습득된 에너지 흐름의 패턴은 일반적으로 평생 동안 지속되며, 타인들에 대한 기본적인 태도를 형성한다. 왜 그런 것일까? 아기에 대한 어머니의 기본 태도 때문이다. 스스로 생각할 수 있을 만큼 충분히 성장하기 전의 이 시기 동안 어머니를 통해 그런 태도를 경험하고 습득하는 것이다. 자신의 행동에 매우 중요한 영향을 미침에도 불구하고 사람들은 대개 자신 속에 있는 이런 일반적인 태도를 자각하지 못한다. 그러나 이런 태도는 생각과 감정의 배경을 이룬다. 마음의 평정을 찾을 수 있는지, 그럼으로써 삶에서 일어나는 다른 모든 일들을 제대로 받아들일 수 있는지의 여부를 결정하는 것이다.

이제 에너지는 다시 태양총(배꼽 윗부분. 태양신경총이라고도 한다―옮긴이)에 중심을 둔 세 번째 차크라로 올라간다. 이 세 번째 차크라에서 에너지 진동수는 높아지는데, 이는 간과 쓸개, 췌장, 위, 지라, 횡경막의 요구에 적절한 에너지 진동수를 갖기 위해서이다. 이 기관들은 논리적이고 이성적인 사고에 사용되는 에너지와 같은 진동수로 진동한다. 이처럼 우리의 이성적인 생각은 이 세 번째 차크라에서 비롯되는 것이므로, 생각이나 신경 계통의 장애는 바로 이 부위에 내재되어 있다고 볼 수 있다. 세 번째 차크라의 왼쪽 기관들은 외로움이나 슬픔으로 인해 쉽게 문제를 일으키는 반면, 오른쪽 기관들은 화라든지 삶에 대한 지나친 통제 욕구와 갈등을 일으킨다. 우리가 겪는 고통의 대부분은 이 부위의 에너지 장애에서 비롯되는데, 이런 장애는 대개 부모에 대한 어린 시절의 반응에서 생겨난다. 이런 에너지 장애는 몸의 질병을 일으키는 데에도 결정적인 역할을 한다. 의사나 카운슬러를 찾는 이유의 상당 부분은 이 세 번째 차크라의 문제 때문이다.

횡경막을 통과해 가슴 한가운데(심장 부위—옮긴이)로 상승한 에너지는 네 번째 차크라에 이르러 더욱 높은 진동수를 가진 에너지로 변화한다. 이 에너지를 사용하는 부위는 심장과 폐이다. 이때의 에너지는 많은 위대한 일들을 행할 수 있을 정도로 그 진동수가 아주 높다. 이 네 번째 차크라의 에너지는 바로 사랑의 에너지이다. 일상 속에서 자신은 물론 타인들의 삶을 보다 행복하고 건강하게 해주는 이벤트를 만드는 데 이 에너지를 사용할 수 있다. 사랑은 삶의 질을 향상시켜주는 에너지이다. 건강하게 활짝 열려 있는 네 번째 차크라에서 나오는 이 에너지는 치유에 절대적인 선결 조건이다. 사랑에 신비롭거나 불가해한 요소는 없다. 사랑은 인간 에너지의 정밀한 진동수에 다름 아니다.

네 번째 차크라에서 위로 상승한 에너지는 목에 있는 다섯 번째 차크라에 다다른다. 다섯 번째 차크라의 에너지는 소통과 창조, 삶의 균형을 위해 사용된다. 남성성과 여성성, 의식과 무의식 등 자아의 모든 양극적 측면이 이 다섯 번째 차크라에서 균형을 이룬다. 뿐만 아니라 생화학적인 측면의 조화도 이 부위에서 이루어진다. 그러므로 목과 입의 기관들에 에너지를 부여하는 것도 바로 이 다섯 번째 차크라이다. 흥미롭게도 입과 목의 건강은 표현을 정직하게 하느냐 아니냐에 큰 영향을 받는다. 부정적이고 억압된 표현은 목 에너지의 흐름을 왜곡시키고, 다섯 번째 차크라의 다른 기능에도 악영향을 미친다. 모든 균형에서 중심 역할을 하는 것이 다섯 번째 차크라이므로, 이는 우리의 습관적인 자기 표현 스타일에도 영향을 받는다. 이 원리는 건강을 유지하는 데 매우 중요한 것으로, 때로는 갑상선 질병으로 고통받는 이들을 치유하는 열쇠가 되기도 한다.

다섯 번째 차크라에서 에너지는 다시 이마 정중앙으로 상승한다. 흔히 '제3의 눈'이라 불리는 이 여섯 번째 차크라에서 에너지의 진동수는 다시 한 번 높아진다. 사실 여섯 번째 차크라는 인식을 위한 기관이다. 일상 세계 너머의 세계를 자각할 수 있는 잠재력도 바로 이 부위에 있다. 미래를 엿보기 위해 바로 이 여섯 번째 차크라의 개발에 열을 올리는 이들도 많다. 그러나 이는 진정한 힘이 아니다. 진정으로 순수한 힘은 바로 건강이다. 오직 건강만이 사랑을 가능케 한다. 그리고 이 건강은 첫 번째 차크라, 즉 땅과의 교감을 통해서만 가능하다.

마지막 일곱 번째 차크라는 머리 꼭대기 정수리에 있다. 굴뚝과 같은 역할을 하는 이 차크라는 선형적인 인간의 에너지 흐름에서 위로 뚫린 환기창과 같다. 유능한 치유자라면 발을 통해 땅 깊숙한 곳까지 연결되는 동시에 자신의 에너지를 머리 위 높은 곳으로까지 확장시킬 줄 알아야 한다.

주어진 에너지를 일정한 시간 동안 온몸으로 흐르게 하는 능력을 곧 힘이라 할 수 있다. 그러나 이런 힘만으로는 사람을 치유할 수 없다.

힘에 사랑을 결합했을 때라야만 비로소 치유가 가능하다. 치유자나 스승, 부모의 가슴이 열려 있을 경우, 이들의 힘은 사랑의 힘을 더욱 강하게 만든다.

에너지는 지능intellect이 아닌 지성intelligence이다. 두 번째 차크라를 제외한 모든 차크라는 위로 올라갈수록 더욱 높은 진동수의 에너지를, 그 결과 더욱 높은 수준의 지성을 창조해 낸다. 이런 식으로 보다 높은 수준의 행위가 가능해지는 것이다. 그러나 이는 전체적인 에너지 시스템이 건강하고 땅과 적절히 연결되어 있을 경우에만 가능하다.

이 정교한 시스템은 우리 삶을 구성하는 모든 가능성과 한계를 창조해 낸다. 치유의 목적은 이 에너지의 흐름을 향상시키는 데 있고, 에너지의 흐름을 향상시키는 이유는 더 나은 삶을 창조하기 위한 것이다. 그리고 더 나은 삶을 창조하는 목적은 타인들의 삶을 향상시키는 데 있다.

11. 화를 사랑으로 변환시키는 법

행복과 건강을 해치는 가장 일반적인 원인은 바로 화이다. 분노의 형태를 띠든 원망의 형태를 띠든, 큰 소리로 표현하든 혼자 삭히든, 의식적인 것이든 무의식적인 것이든, 사람을 병들게 하는 가장 큰 적이 바로 화인 것이다. 그런데도 사람들은 몸의 질병이나 치료하기 힘든 심리적 증상의 원인이 화라는 것을 정확히 이해하지 못하고 있다.

가르침이나 표현, 보상, 억압으로는 화를 제거할 수 없다. 이것들은 그저 화가 불러일으키는 불편함으로부터 도피하기 위한 보통의 방편에 지나지 않는다. 화를 치료하는 유일한 방법은 화를 사랑으로 변환시키는 것이다. 치유는 바로 이 원리에 기반을 두어야 한다. 최근의 일 때문이든 오래 전의 일 때문이든, 몸과 마음의 증상 대부분이 화에 그 뿌리를 두고 있기 때문이다.

그러나 이런 과정은 말로 정확하게 전달하기 어렵다. 화라는 부정적인 감정을 사랑으로 변환시키는 과정을 설명하는 적절한 단어가 영어에는 없기 때문이다. 물론 '용서하다forgive'라는 말이 가장 가까운 말이기는 하다. 하지만 관습적인 쓰임새 속에서 이 말은 다른 사람을 탓하거나 자신은 책임이 없다고 주장하는 것이 중요하다는 잘못된 믿음과 율법주의의 수렁 속에 빠져버렸다. 이런 식으로는 판단하는 자는 물론 판단받는 자의 삶 역시 결코 나아지지 않는다.

관습적으로, '용서하다'라는 말은 타인들이 우리에게 잘못을 해도 그에게 책임을 묻지 않는 것을 의미한다. 그러나 이는 건강과 행복에 전혀 도움이 못 된다. 용서는 타인의 책임을 면제해 주는 것이 아니라, 스스로 화로부터 자유로워지는 것이기 때문이다. 화를 사랑으로 변환시키는 것이 진정한 용서이다. 용서에 대한 유용한 정의는 이것뿐이다.

화를 사랑으로 변환시키는 과정을 살펴보자. 치유자는 먼저 특정한 대상에 대한 환자의 구체적인 불만을 파악한 후 환자에게 용서를 권한다. 환자는 물론 항변할 것이다. 그러면 치유자는 마음의 평화를 회복해 건강을 찾는 길은 그것뿐임을 부드럽게 다시 환자에게 주지시킨다. 그리고 환자를 땅 위에 앉거나 눕게 한다. 치유자 역시 가슴을 열고 환자와 나란히 앉거나 눕는다. 적절한 에너지 모델을 형성, 환자의 가슴속에 필요한 변화를 불러일으킬 수 있기 때문이다. 이제 치유자는 사랑으로 환자를 응시하면서, 환자에게 가슴의 중심, 네 번째 차크라에 의식을 집중하도록 한다. 그러면 네 번째 차크라의 에너지가 확장되고, 환자는 용서할 수 있는 마음의 준비를 하게 된다. 가슴의 중심에서 발산되는 에너지가 다름 아닌 사랑이기 때문이다. 그런 다음 치유자는 환자에게 분노를 느끼는 대상을 상상하게 한다. 두 개의 상반되는 요소, 즉 열린 가슴과 분노의 대상을 결합시키는 것이다. 열린 가슴은 곧 사랑의 상태를 의미한다. 두 개의 상반되는 일을 동시에 할 수 있는 이는 아무도 없으므로, 사랑으로 화를 감싸는 것이 용서의 시작이다.

곧이어 혹은 두 번째 만남에서 다음 단계로 나아가는데, 이 단계에서는 환자에게 분노의 대상을 향해 "당신을 용서하겠소"라고 말하게 한다. 입이 아닌 가슴에서 우러나오는 말이어야 한다. 이 과정의 성공 여부는, 환자가 이 과정에 참여하는 동안 치유자가 변함없이 열린 가슴을 유지할 수 있는가에 달려 있다. 치유자의 가슴이 계속해서 열려 있다면, 환자를 둘러싼 에너지는 사랑으로 충만하게 되고, 그 결과 환자는 최적의 조건 속에서 용서할 수 있게 된다.

슬픔이나 분노, 미움, 짜증, 토라짐, 트집 잡기, 불만, 억울함, 경멸 등의 감정도 화에 포함시켜야 한다. 화의 이런 다양한 변주들은 확연하게 겉으로 드러나는 화와 마찬가지로 몸을 갉아먹고 행복을 파괴한다. 이런 감정들을 성공적으로 녹여내는 방법 역시 용서를 통해 새로운 감정적 습관을 형성하는 것이다. 화는 그 종류에 따라 몸의 다양한 기관들과 삶의 난관을 헤쳐나가는 방식에 영향을 미친다. 예를 들어 부당하게 짐을 떠안고 있다는 억울함이나 슬픔은 신장에, 정체를 알 수 없는 미움은 결장에 영향을 미친다.

우리는 자신의 존재 가치를 증명하거나 이전의 잘못을 속죄하는 일에, 자신의 정당성을 입증하거나 복수를 하는 데에 삶의 대부분을 허비한다. 이런 예는 끝도 없다. 물론 무언가 종지부를 찍은 것 같은 승리감에 도취되는 순간도 있을 것이다. 그러나 곧 다른 불완전한 감정들에 휘둘려 행동하는 자신을 발견하게 된다. 상처나 잘못, 부당함이나 속임수를 제거해서 마음의 평화에 이르는 길은 오직 하나, 자신에게 고통을 준 대상이나 사람을 용서하는 것뿐이다. 가깝게는 잔인했

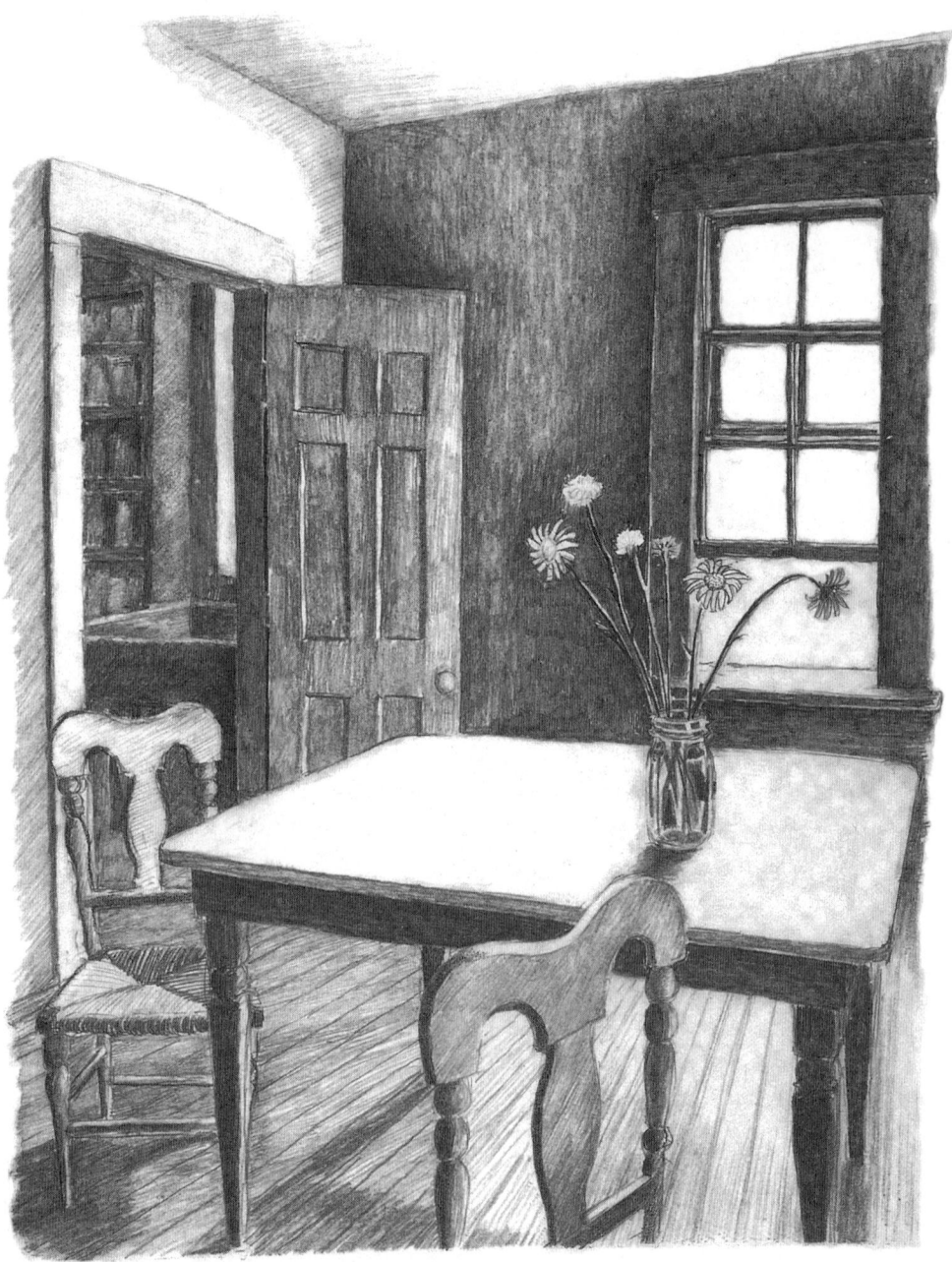

던 부모에서부터 멀게는 뒤집기를 일삼는 정치인에 이르기까지 모두를 용서하는 것이다.

화를 사랑으로 변환시키는 것은 오직 용서뿐이다.

12. 두려움을 씻어내려면

자신의 두려움을 인정하거나 자각하는 것에 대해 우리 사회는 잘못된 편견을 갖고 있다. 그래서 근심이나 신경 과민, 긴장 등의 말로 두려움을 은폐한다. 이런 완곡한 표현들은 사람들을 혼란에 빠뜨려, 자신이 진정 두려워하고 있는지 어떤지조차 자각하지 못하게 만들어버린다. 자신의 병을 분명하게 파악하지 못하면 그 병의 치유도 불가능한 법이다. 두려움 자체가 이미 매우 위험한 상태이므로 이는 아주 중요한 문제이다. 두려운 상태로 계속 지내게 되면 건강이 크게 훼손된다.

두려움은 사랑을 방해하기도 한다. 두려움과 사랑은 서로 배타적이기 때문이다. 두려움 속에서는 가슴 에너지, 즉 네 번째 차크라가 움츠러든다. 자연히 두려움은 사랑이라는 우리의 천부적인 권리, 최고의 잠재력을 침해한다.

그런데도 그토록 많은 이들이 두려움을 끌어안고 사는 이유는 무엇일까? 어린 시절, 자신의 두려움으로 인해 아이에게 두려움을 전염시킨 부모 밑에서 자라났기 때문이다. 하지만 이런 부모를 탓하는 것은 아무 의미가 없다. 그 부모들 역시 얼마 전까지만 해도 그들과 같은 두려운 부모 밑에서 자란 평범한 사람에 불과하기 때문이다.

두려움은 빠르게 전염된다. 그리고 이렇게 전염된 두려움은 우리의 에너지 흐름 패턴 속에 고착되어, 단순한 반사 작용과 같은 반응들을 유발시킨다. 두려움이 깨어날 때마다 우리를 움츠러들게 만드는 것이다. 피부의 표면 근육들은 팽팽하게 경직되고, 횡경막은 위로 수축하며, 땅과의 연결 고리는 단절되어 버린다. 그 결과로 경험하는 것은 에너지의 부족뿐이다. 오래 지속될 경우 두려움은 우리를 황폐하게 만든다.

두려움이 일 때면 언제든 잠시 하던 일을 멈추고 땅 위에 발을 딛고 서보자. 땅과의 연결 고리를 회복하는 데, 에너지의 흐름을 원활하게 만드는 데, 두려움을 편안함으로 변화시키는 데에 도움이 될 것이다.

우리 몸 곳곳에 만성적인 두려움이 잠복해 있다. 그 중에서도 두려움이 가장 빈번하게 침투하는 곳은 심장과 지라, 횡경막과 여섯 번째 차크라이다. 이 기관들 속에 숨어 있는 두려움은 그 성격이 각기 다르다.

심장이 두려움에 빠져 있을 때에는 용기가 부족해진다. 이런 제약을 안고 사는 이는 난관 앞에서 힘없이 무너진다.

지라의 에너지 패턴이 건강하지 않으면, 걱정으로 언제나 속이 시끄럽다. 계속해서 무리하게 한 가지 문제에 집착하거나 어떤 멜로디나 구절을 자꾸만 반복하게 되는 것 모두 두려움에 젖은 지라의 에너지 패턴이 만들어내는 전형적인 경험이다.

횡경막의 에너지 흐름이 적절하지 못하면, 두려움의 극단적 형태인 공포의 노예가 되어 옴짝달싹 못하게 되어버린다. 이런 공포가 비좁은 장소나 동물 같은 특정 자극과 결부될 경우에는 공포증phobias으로 전이된다.

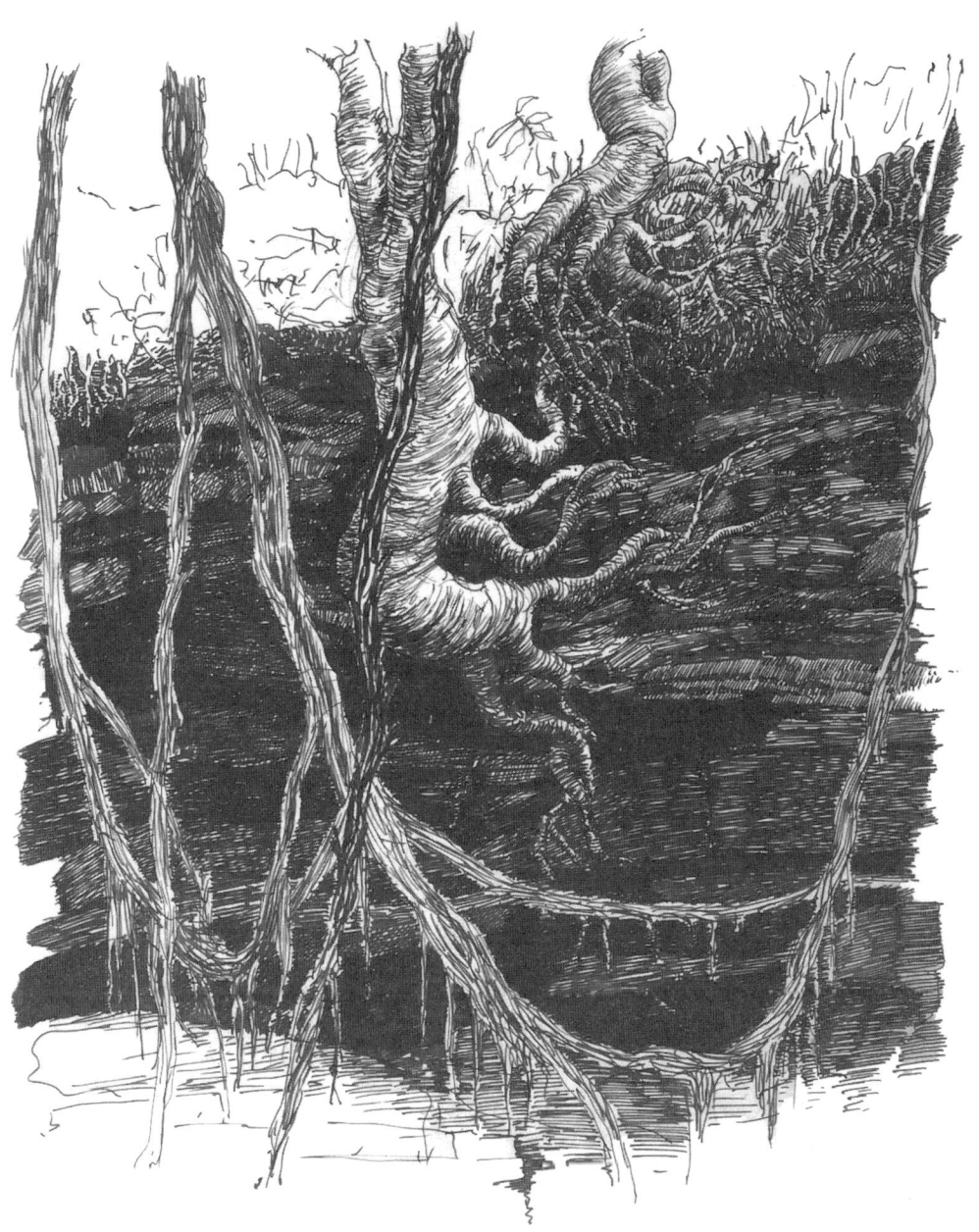

객관적인 눈으로 볼 때 사실이든 아니든, 두려움이 만연한 가정에서 자라난 아이의 내면에는 불안과 불신의 감정이 생겨난다. 불신은 삶을 대하는 태도, 삶을 살아가는 방식으로서의 두려움을 말한다. 이런 두려움은 여섯 번째 차크라를 비정상으로 확장시켜서 결국 이를 오용하게 만든다. 예컨대 위험을 읽어내는 감지 장치처럼 여섯 번째 차크라를 이용하는 것이다.

다행히 이런 상태들 모두 치유가 가능하다. 유능한 치유자라면 지라와 심장, 횡경막, 여섯 번째 차크라의 재정비를 중재해 두려움을 씻어내도록 도와줄 것이다. 하지만 매일 땅과 교감하려는 환자의 노력이 있어야 가능한 일이다. 뒤에 소개되어 있는 훈련법이나 다른 방법을 통해 집중적으로 땅과 교감하면 쓸모 없는 에너지를 배출하고 땅의 건강한 에너지를 흡수할 수 있다. 그렇게 해서 시간이 지나면 한편으로 점점 건강해지면서 다른 한편으로 두려움은 차츰 사라질 것이다. 그러면 늘 곁에서 우리의 요구를 들어주는 어머니나 대모, 대지의 여신을 만났을 때처럼 마음 깊은 곳에서 안전하다는 느낌이 샘솟을 것이다. 그 순간 두려움은 희미하게 자취를 감추어버린다.

두려움은 지속적인 위기 상태, 몸의 조직들이 파괴될 정도로 스트레스를 주는 상태를 의미한다. 그러므로 대개의 경우 몸과 마음의 병을 치유하는 열쇠는 두려움을 줄이거나 제거하는 데에 있다.

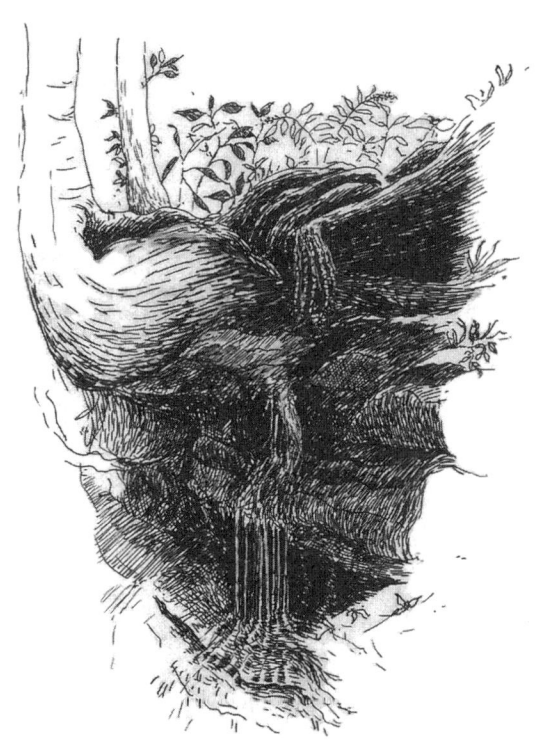

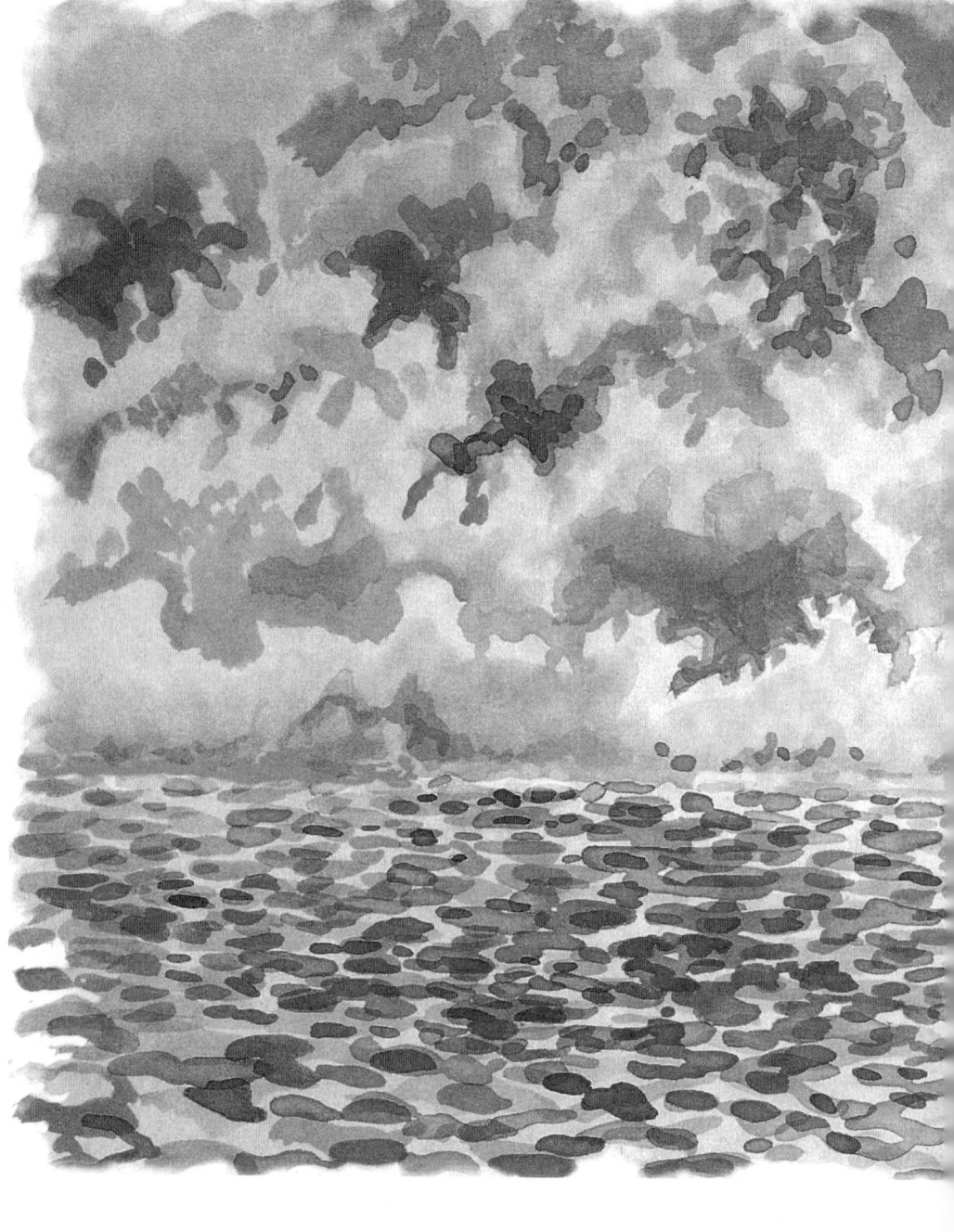

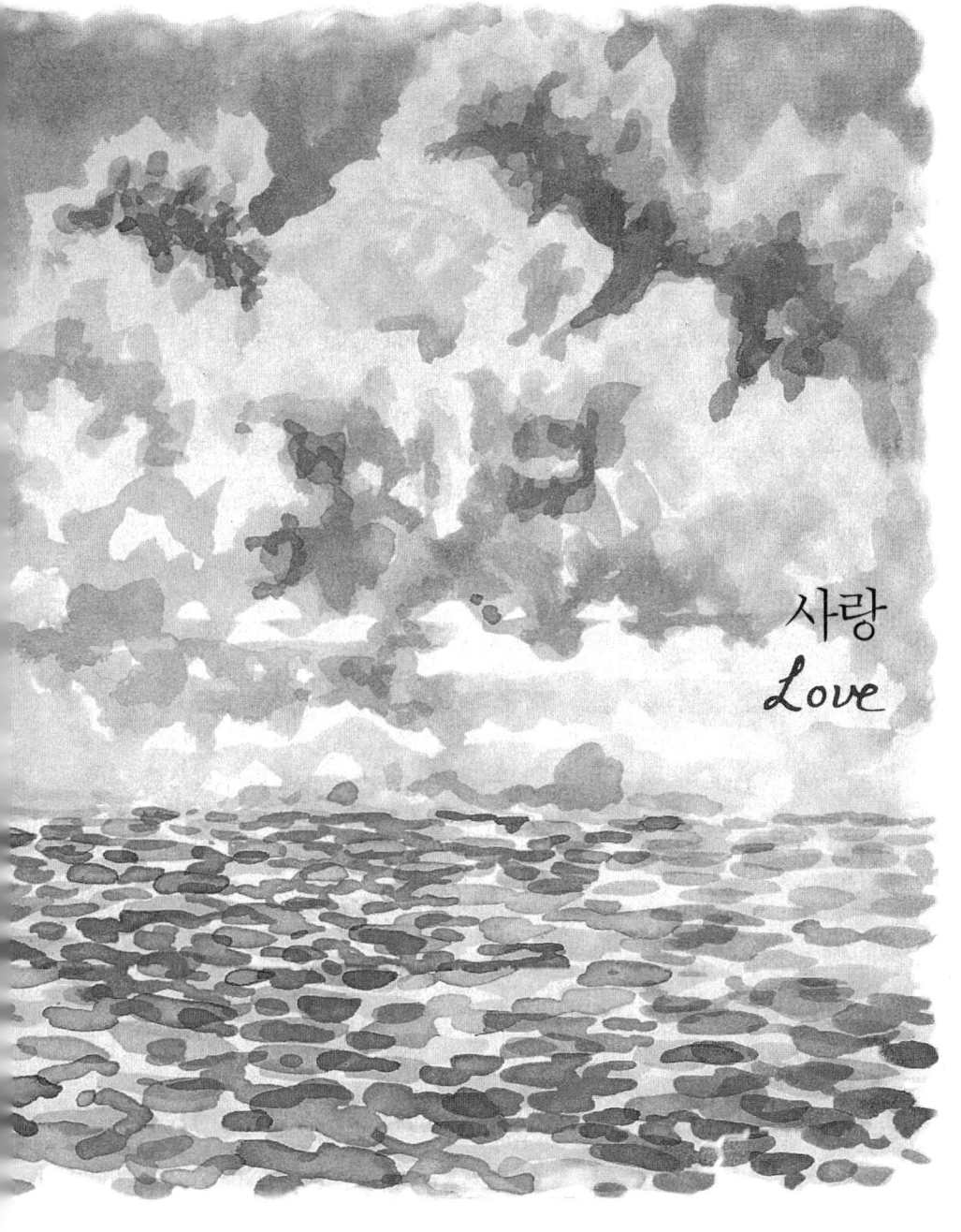

사랑
Love

13. 사랑과 용기, 그리고 네 번째 차크라

사랑은 건강하게 열려 있는 가슴, 즉 네 번째 차크라에서 만들어지는 특정한 에너지 진동수이다. 성적인 이끌림이나 미적인 매력, 감정적 집착, 가족에 대한 의무나 애국심 등으로 표현되는 경험은 사랑이 아니다. 사랑은 그저 건강하게 열려 있는 네 번째 차크라에서 만들어지는 특정한 에너지 진동수이기 때문이다. 의식적으로 자각하거나 말로 표현하지 못해도 이 에너지에는 누구나 반응한다.

사랑하는 이가 앞에 있을 때 우리는 자신의 일상적인 한계를 초월한다. 마찬가지로 가르침에 사랑이 보태지면 다른 식으로는 가능하지 않았을 방식으로 배움이 이루어지고, 제한된 환경에 사랑이 가미되면 행실이 나쁜 사람도 잘 순응하며, 치유의 과정에 사랑이 보태지면 기존 의학으로든 대체 의학으로든 환자가 치유된다.

사랑은 인간 에너지의 일부이며 이성을 초월하는 지성이다. 사랑의 결말을 논리로써 제한할 수 없다. 사랑에서 우러난 관심은 자기 중심

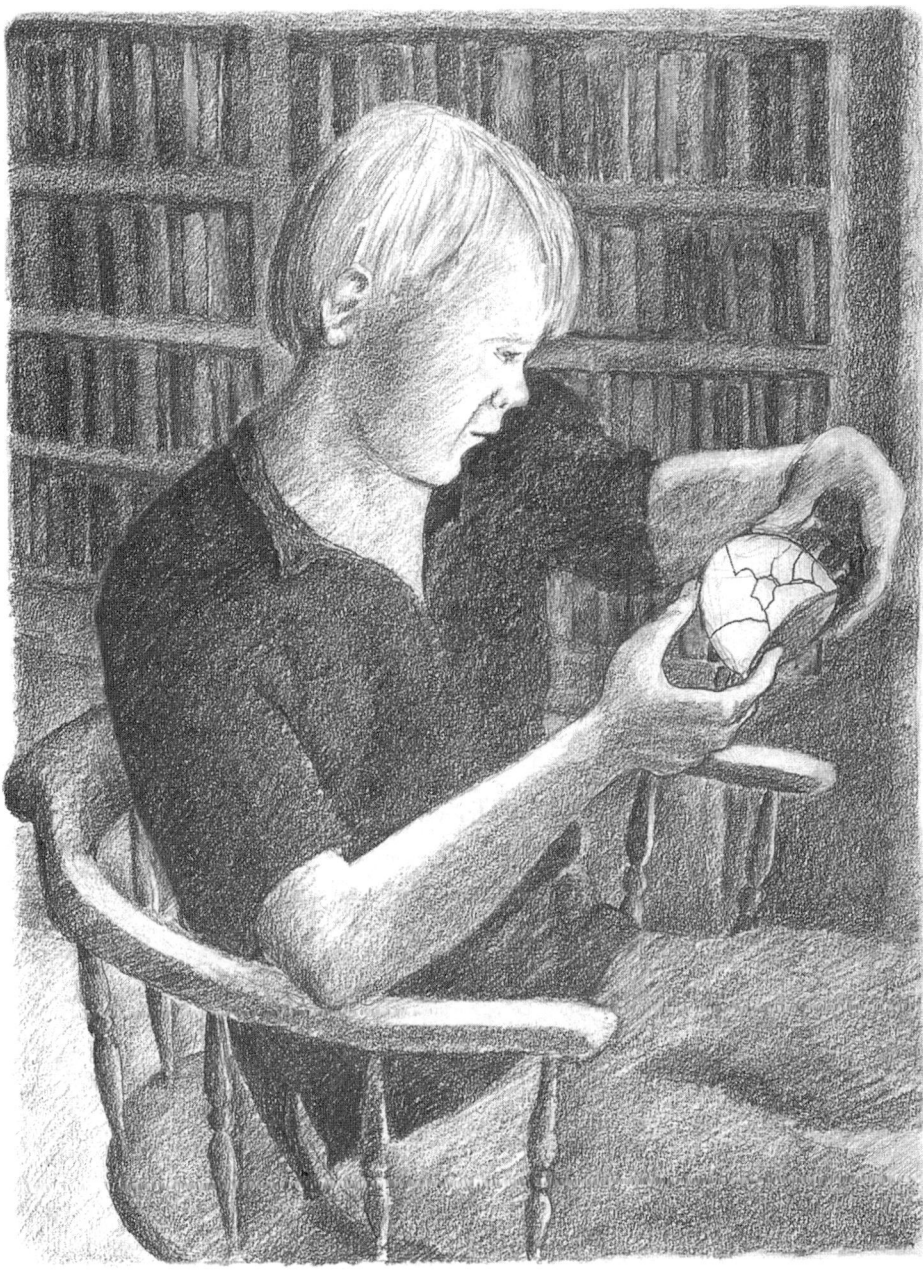

적이지 않고 헌신적이며, 사랑은 모든 질병과 공허에 해답을 주는 원천이다.

우리가 용기를 경험하는 부위는 바로 심장이다.(프랑스어로 coeur는 곧 심장을 의미한다.) 미디어에서처럼 다른 사람들에게 도전적인 모습을 보이기 위해 자신의 두려움을 무시하는 것은 용기가 아니다. 마찬가지로 전장에서의 용기 역시 진정한 용기라 할 수 없다. 전장에서의 용기는 젊음의 치기가 낳은 어리석음, 자신과 타인에 대한 사랑의 부재, 그리고 모든 존재가 서로 연결되어 있어 흥하든 망하든 늘 함께한다는 인식의 부재이다.

진정한 용기는 즐거운 마음으로 의미 있는 행위들을 계속하는 능력을 말한다. 그러나 심장 차크라에 에너지가 부족할 경우 두려움이나 낙담으로 움츠러들고, 결국 어려운 상황을 버텨내지 못하게 된다.

용기의 에너지는 어디에서 비롯되는 것일까? 네 번째 차크라 둘레에는 우리가 속박에 직면했을 때 확장되는 지속적인 에너지 고리가 있다. 건강한 사람에게는 이런 고리가 분명히 존재한다. 그러나 용기가 부족한 부모 밑에서 자랄 경우에는 이 고리가 제대로 성장하지 못한다. 가슴 에너지를 확장시키는 이런 능력이 없이는 용기가 많이 필요한 순간이나 아주 두려운 순간에 적절히 대응할 수 없다. 이는 민감한 성장기(대략 네 살)에 역할 모델이 없을 경우 제대로 성장하지 못하는 인간 에너지의 일면을 보여준다.

그렇다면 나중에 어떤 식으로 이를 치유해야 할까? 훌륭한 치유자라면 환자와 자연 에너지 중간에 서서 환자를 위해 용기를 중재해 주어야 한다. 그리고 환자는 매일매일 훈련을 통해 이 부가적인 가슴 에너지를 활용해야 한다. 활기찬 운동에서부터 관용에 이르기까지 그 훈련의 범위는 다양하다.

가슴의 치유는 질병의 예방과 치료에 결정적으로 중요하다. 가슴을 치유하기 전에 병의 증상들이 나타나기를 기다리는 것은 어리석은 일이다. 가슴이 건강해야만 가족을 보호하고 선한 일을 행하는 책임감 있는 성숙한 어른으로 성장할 수 있기 때문이다. 그러나 가슴 에너지가 부족한 사람은 아이와 자연을 보호하거나 양육할 수 없다. 세상을 위해 보람있는 일은 타인에게 행복을 선사하는 일뿐이다. 이것 역시 장애 앞에서도 굴하지 않고 일할 수 있는 용기가 필요한 이유의 하나이다.

네 번째 차크라가 건강하지 않으면 우리 몸 역시 건강할 수 없다. 그리고 충분한 에너지를 공급해 주는 첫 번째 차크라가 건강하지 못하면, 네 번째 차크라의 건강 역시 불가능하다. 그러므로 가슴의 치유에서 가장 먼저 해야 할 일은 자연 속으로 들어가 땅의 에너지에 다

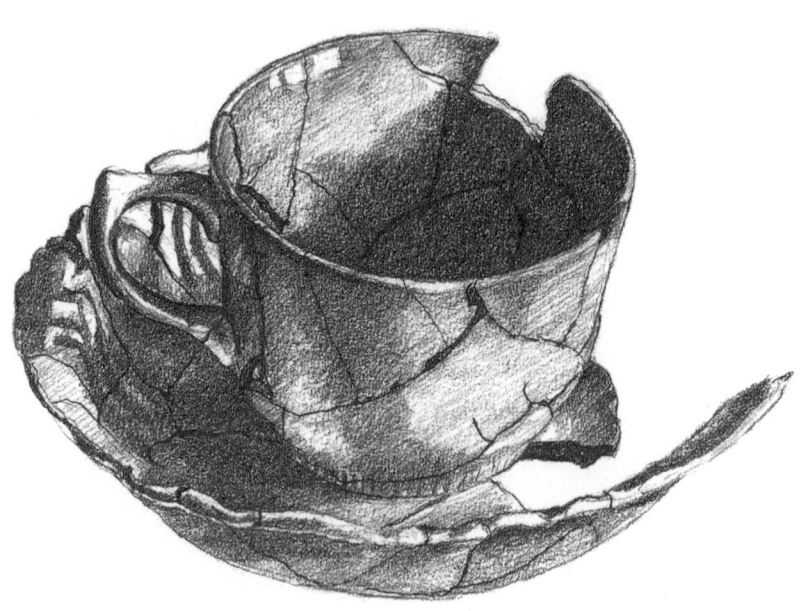

가가는 법을 터득하는 것이다.

치유자는 건강한 가슴을 갖고 있어야 하며, 기꺼이 그 에너지를 확장시킬 줄 알아야 한다. 두려움이 많거나 쉽게 지치는 치유자는 환자를 제대로 치유할 수 없다. 그러나 정식으로 치유 행위를 하지 않아도 사랑이 깊은 치유자는 언제나 주변 사람들의 가슴을 따스하게 보살펴주고 용기를 불어넣어 준다. 넓고 용기 있는 가슴은 그 존재 자체로 타인의 가슴에 끊임없이 이와 같은 에너지를 불러일으키기 때문이다.

14. 부모를 먼저 치유해야 한다

부모와 그 자녀들의 삶 속에 사랑이 없는 경우가 많다. 이런 경우 대개는 부모가 자식에 대해 갖는 강한 집착을 사랑이라 여긴다. 실제로 이런 집착과 그에 수반되는 세심한 배려가 아이들을 안전하고 활기 있게 만들기도 한다. 또한 거의 모든 사람들의 삶에 의미 있는 행위들을 제공하기도 한다. 대부분의 사람들이 이를 사랑이라 부르는 것도 놀랄 일은 아니다. 그 정도와 의의에서 이에 견줄 만한 감정을 경험해 본 적이 거의 없기 때문이다. 그러나 이는 결코 진정한 사랑이라 할 수 없다.

부모의 삶에 제약이 있으면 자녀의 양육 방식도 그에 따라 달라지게 마련이다. 자녀를 다른 식으로 기르고픈 마음이 아무리 간절해도, 부모의 에너지 성격이 자녀의 양육에 영향을 미치므로 어쩔 수 없다. 단기적으로는 물론 의지를 발휘해서 잘할 수도 있을 것이다. 그러나 그런 노력은 곧 실패로 돌아간다. 부모 역시 사람이고, 사람은 곧 에너지체이기 때문이다. 많은 경우 이런 부모들의 에너지는 최적의 상태가 아니다.

부모들은 물론 최선을 다한다. 자기 능력의 한계까지 부모 역할을 하지만, 이 한계를 뛰어넘을 수 있는 이는 아무도 없다. 불가능한 일이기 때문이다. 일례로, 부모가 두려움에 젖어 있다는 것은 그들 에너지 형태의 한 표현이다. 더 나은 부모가 되도록 부모의 에너지 형태를 변화시킬 수 있는 것은 오로지 치유뿐이다.

모든 치유자들이 우선적으로 해야 할 일은 어린 자녀를 둔 부모들을 치유하는 것이다. 치유된다면 그들은 더 나은 부모가 되고, 그 결과 아이들도 더 나은 삶을 살 수 있기 때문이다. 부모들을 치유하면 그와 동시에 아이들도 치유되는 것이다. 왜 그럴까? 아이들, 특히 어린 아이들은 항상 부모의 에너지를 접하며 살아가기 때문이다. 요컨대 아이들에게 있어 부모의 에너지는 가장 중요한 환경의 일부인 셈이다. 때문에 아이들은 부모의 이 에너지 환경에 매우 민감하게 반응한다. 부모의 에너지가 건강하면 아이 역시 건강하고, 그렇지 못하면 아이 역시 고통을 받는다.

세상을 개선하는 것이 치유자의 목표라면 환자를 전략적으로 선택할 필요가 있다. 어린 자녀를 둔 부모를 치유하면 곧 가정의 미래가 밝아지고, 그러면 그 가정의 아이들은 훨씬 성숙한 어른으로 성장할 것이며, 그러다 보면 모든 이들이 훨씬 더 나은 미래를 맞이할 것이기 때문이다.

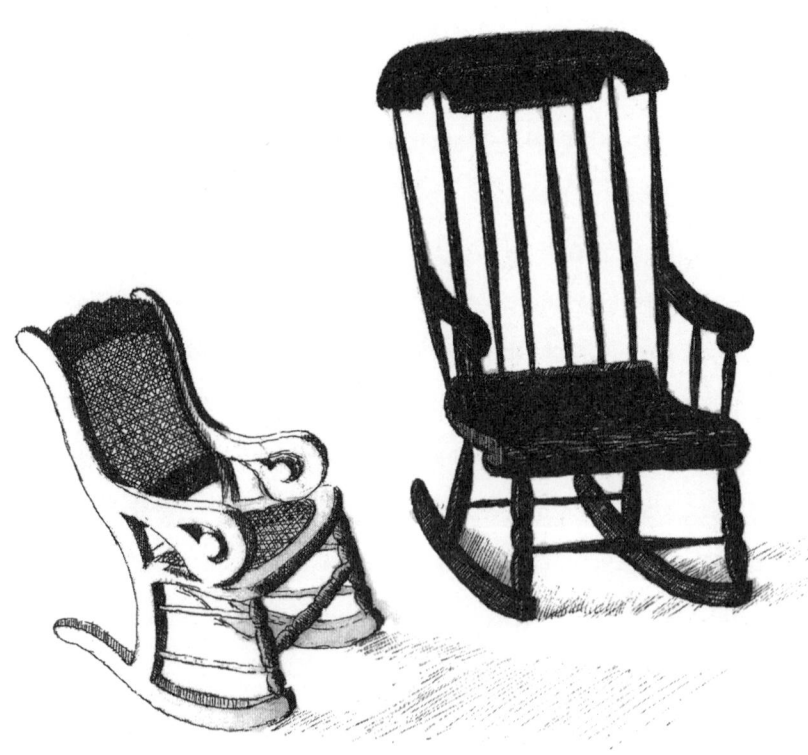

15. 참된 인내는 끝까지 기다려주는 것

참된 인내는 가슴 에너지에서 흘러나온다. 그러나 진심에서 우러나는 것이 아닌 인내는 그저 고난이 사라질 때까지 버티거나 기다리는 것에 불과하다. 누군가를 기다릴 때 사람들은 종종 화를 내거나 짜증을 부리거나 따분해 한다. 그러나 진정한 인내는 그 사람이 충분한 시간을 갖고 일을 마무리짓도록, 네 번째 차크라의 확장을 통해 가슴을 열고 그를 기다려주는 것이다. 이런 자세라면 기다림은 전혀 스트레스가 아니다.

누군가 옆에서 관심을 기울여주면 어떤 일이든 훨씬 효과적으로 해내게 된다. 심지어는 일하는 사람의 능력까지 향상된다. 그 결과 혼자서 했을 때보다 훨씬 더 성공적으로 일을 해내기도 한다. 느긋하게 가슴을 열고 있는 사람과 같이 일하는 것은 우리가 능력을 발휘하고 업무를 수행하는 데 큰 도움이 된다.

이처럼 인내는 행위를 촉진시키는 최고의 기술이다. 다른 식으로라

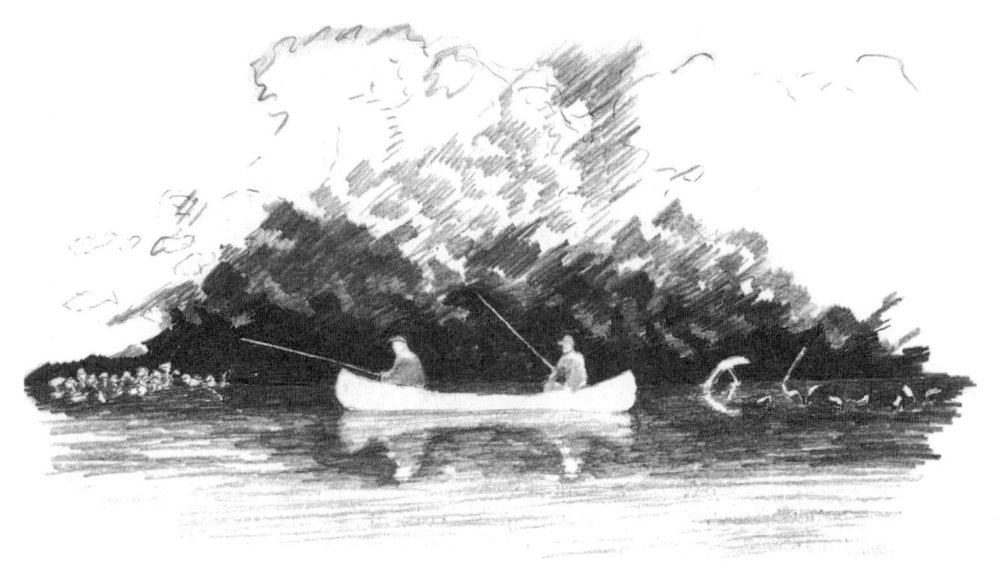

면 평범한 수준에 그쳤을 수도 있는 아이에게서 최고의 능력을 끌어내는 부모의 행위와 같다. 그러므로 인내는 치유자에게도 필수적인 도구이다. 조급한 치유자는 사실 치유를 가장하고 있는 것에 불과하다.

인내는 스승이 제자에게 줄 수 있는 최고의 선물이기도 하다. 다음 단계로 나아가려면 제자는 아무리 긴 시간이 걸려도 기다릴 줄 알아야 한다. 그 시간이 사랑의 에너지로 채워져 있다면, 제자의 노력에 힘이 보태질 것이며 학습 능력도 향상될 것이다. 그러면 아무리 재능이 없는 제자도 자존심을 상하거나 하는 일은 없을 것이다. 그 스스로 성공을 위해 노력할 것이기 때문이다.

참을성이 있으면 기다림도 생산적인 행위가 될 수 있다. 물론 대부분은 이와 정반대로 생각할 것이다. 그러나 참을성이 충분한 사람은 은행의 금전 출납 창구 앞에 길게 늘어선 줄을 보면서도 이렇게 생각한다. '오, 사랑을 실험할 좋은 기회네. 사랑의 에너지를 많이 발휘해야 하겠는걸.'

사랑으로 기다리는 인내의 자세도 네 번째 차크라가 건강하게 열려 있어야 가능하다.

16. 온화함은 따스히 보살펴주는 것

갓난아기를 안을 때 누구나 가지고 있는, 그 기꺼이 안아보고 싶어하는 마음의 특성이 바로 온화함이다. 온화함은 부드러울 뿐만 아니라 힘을 주기도 한다. 이런 보살핌이 없다면 아기는 곧 쓰러지고 말 것이다. 생명을 보호해 주는 것이 바로 온화함이기 때문이다.

온화함은 유아기의 이런 상호 작용 속에 존재하며, 인간의 기본적인 속성의 하나이다. 그렇다면 사람들 누구나 온화해야 하지 않을까? 그런데 왜 이와는 정반대인 경우가 더 많은 것일까? 어린 시절 제대로 보살핌을 받지 못한 탓으로 이런 자발적이고도 자연스러운 욕구가 억제되었기 때문이다.

부드러운 접촉은 딱히 신체적인 것만을 의미하는 것은 아니다. 친절한 대접을 받으면 사람들은 온순하고 차분해진다. 반면에 냉대를 받으면 두려움과 분노로 움츠러든다. 이런 감정들은 그들의 몸을 잠식하고 타인들과의 관계를 망가뜨린다.

따스한 보살핌을 받은 아이들은 사랑이라는 것이 만지고 들을 수 있는 일상의 경험임을 안다. 타인에게도 그러한 방식으로 행동하며, 느긋하게 성장과 배움을 받아들일 수 있다. 그러나 냉대를 받으며 자란 아이들은 습관적으로 화를 내거나 만성적인 우울에 빠지기 쉽다.

온화함은 우리 사회에 가장 절실한 미덕의 하나이기도 하다. 도시 생활의 스트레스로 많은 이들이 만성적 긴장 속에서 허우적거리고 있기 때문이다. 지속적인 긴장은 삶의 질을 심각하게 떨어뜨리며, 질병을 불러오는 주요 원인이 된다. 이런 긴장을 부드럽게 풀어주고 다시 평온하게 만드는 데에는 무엇보다도 온화함이 필요하다.

결혼 생활이 온화함 속에서 이루어진다면 갈등으로 부부 관계가 심각하게 와해되는 일은 드물 것이다. 그러나 온화함이 결여되어 있다면 결혼 생활은 갈등과 경쟁의 전쟁터가 되기 쉽고, 당사자들은 불만족과 증오 속에 빠져버리고 말 것이다.

온화함은 사랑의 에너지를 표현하는 행위의 하나이다. 치유자가 되고픈 이들은 특히 온화함이 몸에 배어 있어야 한다. 치유와 배움에 중요한 도구가 바로 온화함이기 때문이다. 치유자의 이력은 이에 비하면 전혀 중요하지 않다.

온화함은 마치 갓난아기를 어르듯 따스한 보살핌의 손길로 타인을 어루만져주는 것이다.

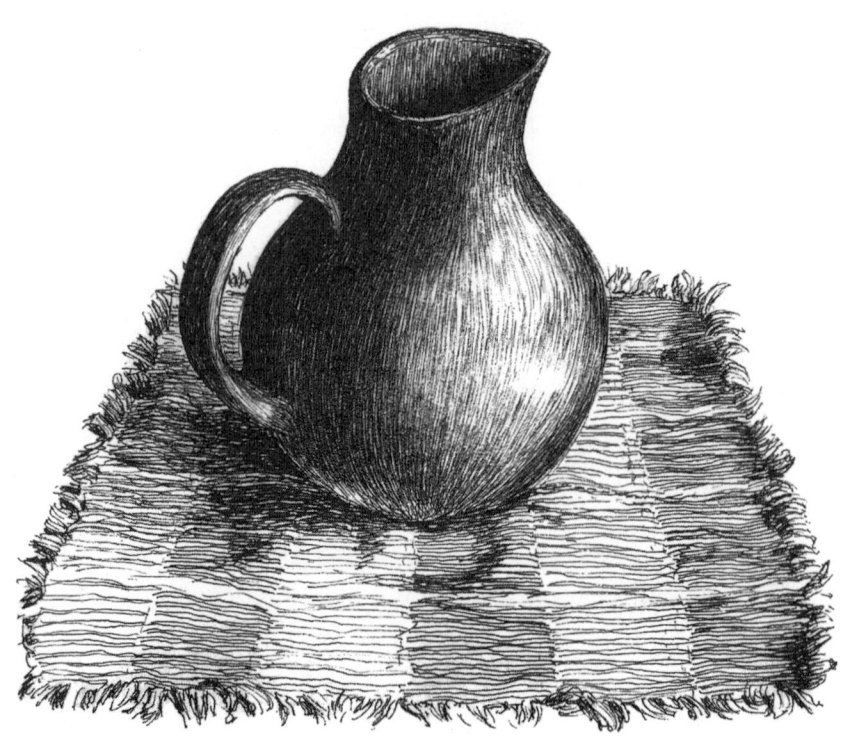

17. 친절은 어려움에 관심을 기울이는 것

친절은 어려움에 처한 아이를 대할 때 건강한 어른이 보여주는 천성적인 반응과 같다. 일종의 반사 작용인 것이다. 모든 반사 작용이 그렇듯 친절 또한 생명을 보호해 준다.

배고픔이든 통증이든 아이의 요구에 직면하면 부모들은 반사적으로 반응을 보인다. 어린 시절에 이런 경험을 자주 접하지 못했을 경우에는 어린아이들에 대해서만 이런 반응을 보일 것이다. 그러나 어린 시절에 이런 경험을 자주 하며 자랐다면 곤경에 처한 어른들에게도 친절을 베풀 줄 알게 된다.

어려움에 처한 사람과 만났을 때 친절한 사람은 누가 시키지 않아도 그들의 어려움에 관심을 기울인다. 이런 관심은 말로 표현될 수도 있고 그렇지 않을 수도 있다. 문제의 해결책으로 이어질 수도 있고 그렇지 않을 수도 있다.

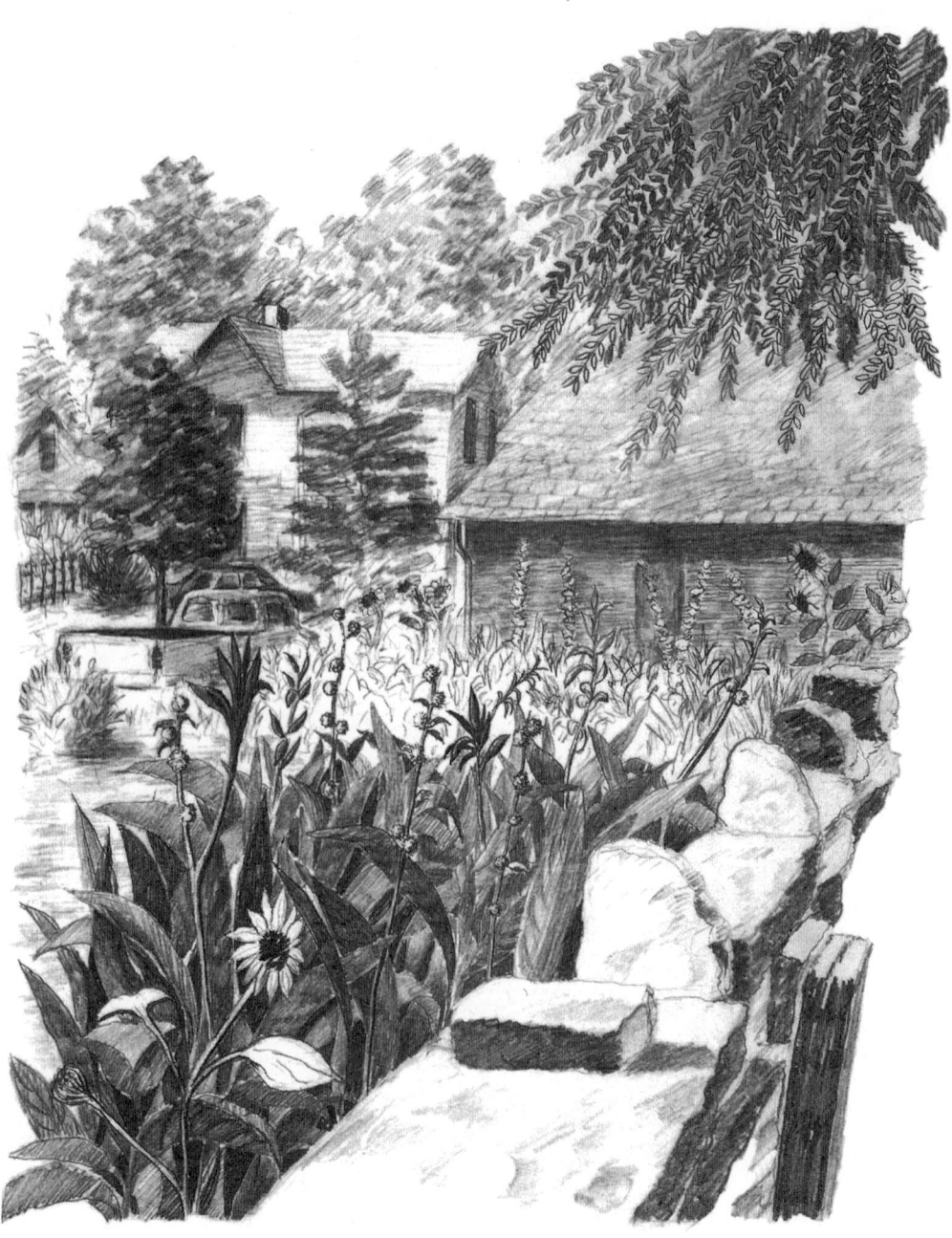

친절은 거의 대부분 소박하다. 가슴에서 우러나는 에너지의 교환이나 해맑은 미소 하나, 따스한 어루만짐, 마음을 위로하는 한마디의 말 등등. 따스한 가슴 에너지의 나눔이야말로 진정한 친절이다.

에너지가 건강하게 흐르고 가슴이 열린 상태에서 친절한 행동을 한다면, 이는 그 자체로 하나의 치유 행위가 된다. 이런 친절을 받은 이들은 향상된 에너지 흐름과 새로운 가능성들로 인해 보다 긍정적인 모습으로 변화한다. 도대체 무슨 일이 벌어진 것인지 이해도 못하고 관심도 없을 수 있다. 그래도 이런 친절의 수혜자들은 훨씬 나아진 모습으로 거듭나게 된다.

친절한 행위는 우리가 몸담고 있는 공동체에도 좋은 영향을 미친다. 사람들과의 관계 속에서 친절을 베풀면 그들 역시 이런 밝고 따스한 접촉에 보답할 것이다. 열린 마음으로 진심에서 친절을 베푸는 것, 치유를 행하지 않고도 진정한 치유자가 되는 길이다.

18. 관대함은 베푸는 것

관대함은 개인적 손실에 대한 두려움 없이 자유롭게 무언가를 나누는 능력이다. 베풀면 자신의 것이 줄어든다고 생각하는 사회에서 관대함을 실천하기란 쉽지 않다. 그러나 진정한 부는 결코 경제적인 자산이 아니며, 그랬던 적도 없다. 부는 그저 에너지일 뿐이다.

자연 에너지를 전하는 것은 곧 살아 있는 것이며, 많은 양의 자연 에너지를 실어 나르는 것은 곧 부를 경험하는 것이다. 우리를 관통하는 자연 에너지의 움직임이 행복과 만족, 힘, 자신감, 기쁨 등의 감정을 불러일으키기 때문이다. 그러므로 치유자든 누구든 이 에너지로 할 수 있는 일은 오직 하나, 베푸는 것이다. 혼자만 간직할 수 있는 것이 아니기 때문이다. 그 에너지를 가두어두면 그 순간 기쁨과 활력을 모두 잃고 만다. 말이나 행위를 솔직담백하게 하지 않고 뒤로 숨길 때 몸이 뻣뻣하게 굳어지는 것도 이 때문이다.

노동, 즐거움 또는 사랑을 베푼다고 해서 자신의 중요한 무언가를 잃

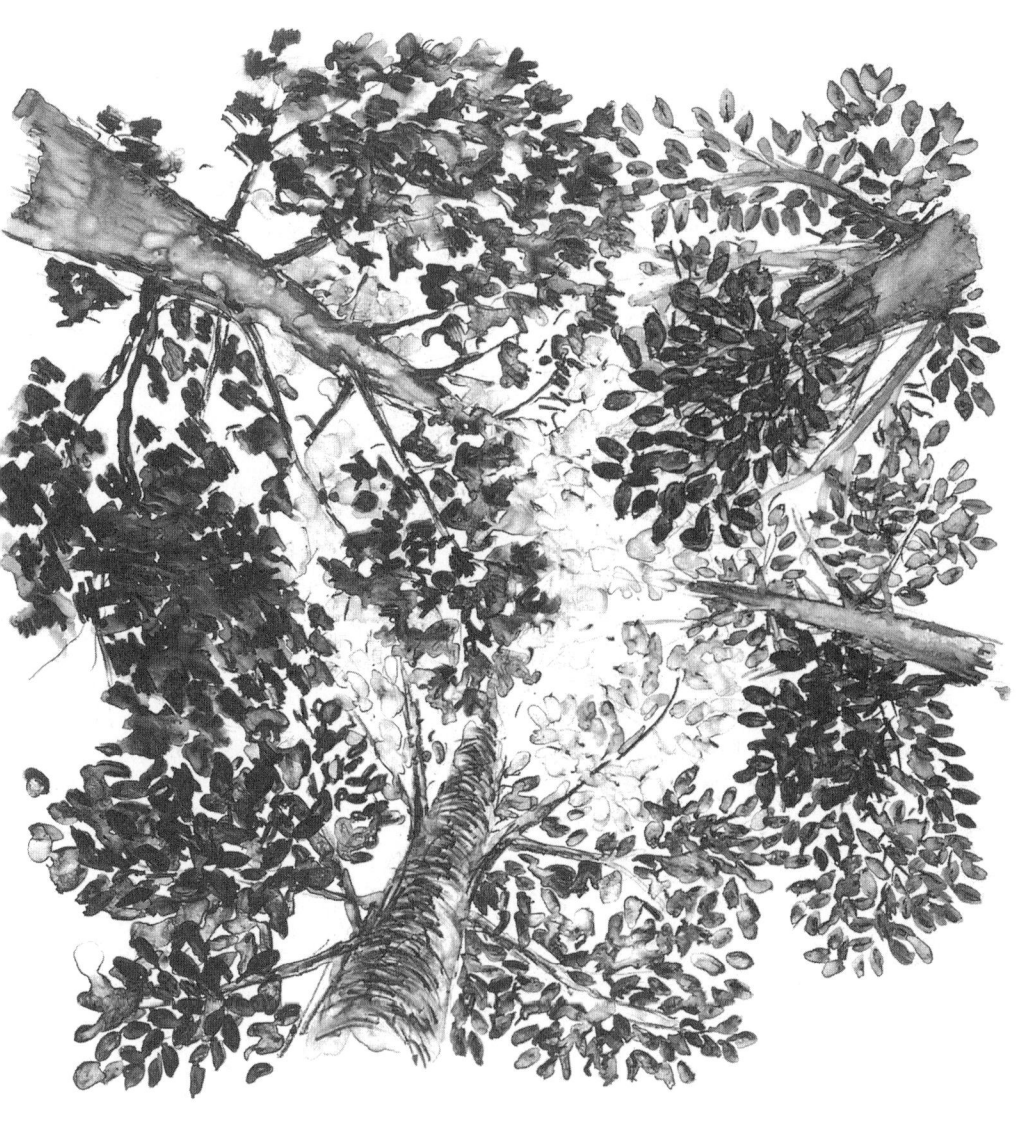

어버리는 것은 아니다. 오히려 자연 에너지가 자신과 타인의 몸을 관통하며 흐르도록 만들어, 에너지가 흐르는 동안의 그 상쾌한 느낌들을 음미하게 된다. 이런 의미에서 엄밀히 말하면 사실 베풂도 받음도 없는 것이다. 이 두 개의 말은 그저 논리의 구조에는 딱 들어맞을지 몰라도 진리의 본질은 포착해 내지 못하는 언어학적 관례일 뿐이다.

관대함은 주는 이와 받는 이 모두에게 똑같이 에너지를 불어넣어 준다. 에너지의 경제학은 회계학적인 계산과는 상당히 다르다. 가슴에서 우러나 무언가를 베풀면 가슴의 이 에너지로 인해 선물이 받는 이에게로 따스하게 전달된다. 동시에 베푼 이 역시 사랑으로 풍요로워진다. 평범한 논리에는 들어맞지 않는 일처럼 여겨지겠지만 누구나 이런 경험이 있을 것이다.

관대하게 가슴을 열면 안과 밖으로 사랑의 에너지가 넘쳐흐른다. 그리고 이 에너지의 흐름을 공유하는 순간 베푼 이와 받은 이가 하나로 어우러진다.

19. 적절한 사회적 행위가 치유를 돕는다

적절한 사회적 행위, 즉 다른 사람들에게 도움을 주는 일상적 행위는 치유에 필요한 사회적 환경의 일부이다. 우리 모두 사회적 동물이므로, 타인들이 만들어낸 에너지는 우리가 몸담고 있는 환경의 일부가 된다. 설명이 필요 없는 사실이다. 배려와 다정함, 자기 절제, 일상 속의 자잘한 예의, 이 모두가 우리의 환경을, 나아가 우리의 삶을 향상시키는 적절한 행위들이다.

해도 좋고 받아도 기분 좋은 이런 행위들은 건강한 공동체의 초석이 된다. 또한 안전감과 편안함, 조화를 느끼게 해준다. 소박한 선행이 모든 이들을 편안하게 만들어주는 것이다. 이런 안전감이 없으면 치유를 해도 아무 소용이 없다. 안전한 느낌이 들어야 몸과 마음이 이완되고, 이완은 치유에 필수적이기 때문이다. 이완이 안 되면 몸은 도피하거나 맞서는 데에 그 에너지를 사용한다. 하지만 이완이 잘되면 똑같은 에너지도 새로운 사람으로 거듭나거나 발전하는 데에 사용할 수 있다.

몇몇 대도시들처럼 적절한 사회적 행위를 찾아보기 힘든 곳에 사는 사람들은 화가 쌓이거나 두려움에 젖어 쉽게 병이 드는 경우가 많다. 평상시에 안전한 느낌을 갖지 못하고 가족이나 동료 앞에서도 편안하게 긴장을 풀지 못하면서 자신도 모르는 사이에 병이 드는 것이다. 이런 현상이 얼마나 일반적인지 두통이나 위장 질환쯤은 대수롭지 않게 생각하는 이들이 많다. 이런 증상은 우리에게 두려움이나 화가 쌓여 있다는 것을 보여주는 몸의 표현이다. 이런 표현들이 자주 나타나다 보면 나중에는 더 심각한 병에 걸리고 만다. 그러면 결과적으로 모든 이들이 상실의 고통을 느낄 것이다. 우리 모두 상호 의존적인 사회의 일원이기 때문이다.

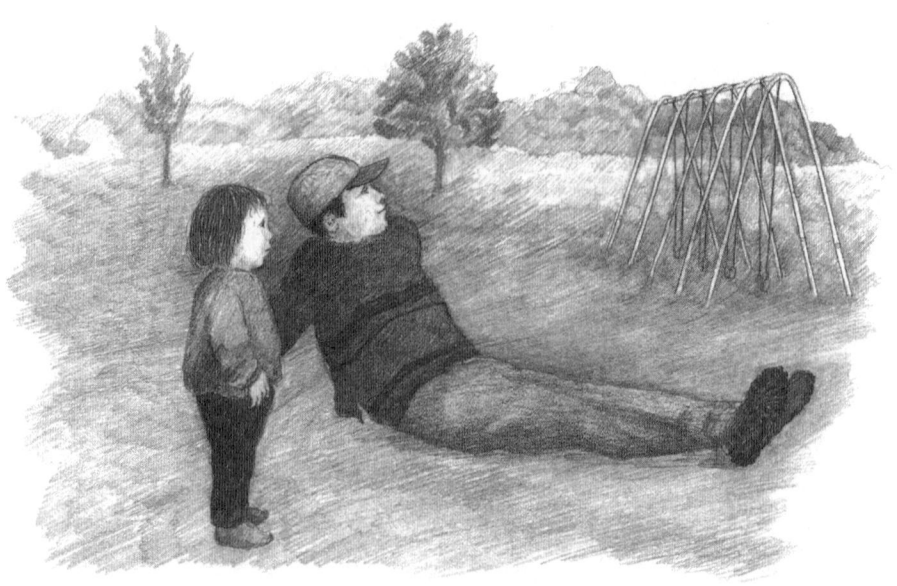

아이들에게 기본적인 사회 훈련의 일부로서 적절한 사회적 행위를 가르쳐야 한다. 어린 시절의 모든 학습이 그렇듯, 이런 학습 역시 주로 부모에 대한 모방을 통해 이루어진다. 타인들에게 무관심하거나 무례하게 굴라고 가르치면 아이들은 모든 사람들에게 해를 끼칠 것이다. 식수에 유해한 화학 물질 같은 존재로 전락하고 만다. 그러나 부모 스스로가 행동을 통해 아이들에게 예의 바른 행동을 가르치면 아이들은 만나는 모든 사람들의 행복에 보탬이 될 것이다. 그 싱싱함과 아름다움으로 모든 이에게 기쁨을 주는 건강한 나무 같은 존재가 되는 것이다.

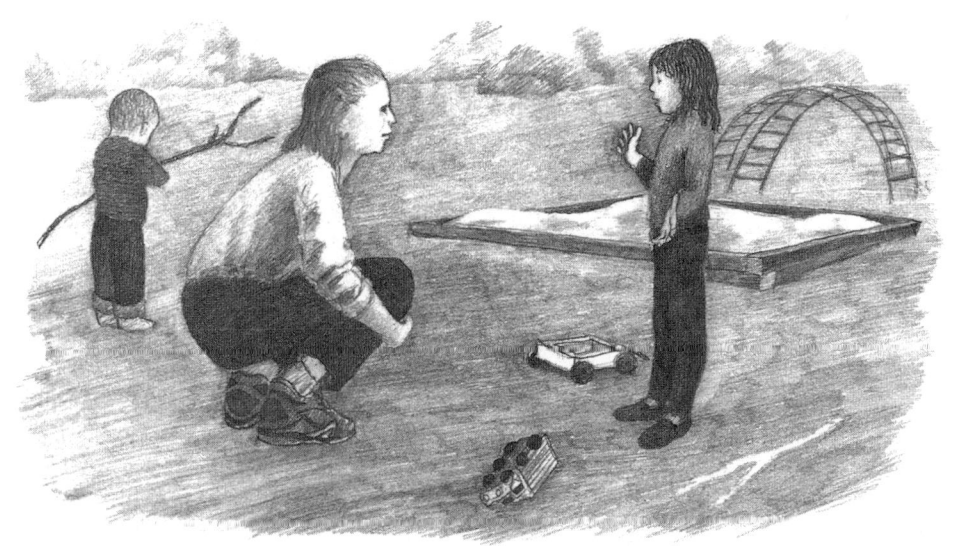

20. 배려의 부재는 스트레스를 낳는다

적절한 사회적 행위의 가장 성숙한 형태, 불쾌하고 유해한 경험들로부터 타인을 구하려는 마음이 바로 세심한 배려이다. 이는 또한 무시당하거나 상처받을까 두려워 미처 말로 표현하지 못한 타인들의 요구를 민감하게 느끼고 들어주는 것이기도 하다. 요컨대 세심한 배려는 성숙의 징표이다. 때문에 어린아이들에게서는 이를 찾아보기 힘들다. 어린아이들은 온통 자신의 개인적인 욕망이나 소망에만 사로잡혀 있다. 또 자신의 욕망에 이끌려다니기 쉬운 젊은이들에게서도 찾아보기 힘들다. 그러나 성숙한 어른들은 다르다. 집요한 내면의 욕망으로부터 자유로운 덕에 모든 상호 작용이 다 중요하다는 것을 잘 알고 있다.

타인에 대한 섬세한 시선은 타인의 존재는 물론 그 존재의 중요성을 정확하게 인식하도록 해준다.

성숙한 어른은 사람들간의 상호 작용의 총합에 의해 사회가 구성된다는 것을 깨닫고 있다. 누군가 해로운 자극으로 움츠러들 경우 모든 사람에게 해로운 일이 번져간다는 것을 잘 아는 것이다. 그러니 건강한 사회를 바라는 만큼 스스로도 혐오스러운 행위를 자제할 줄 안다.

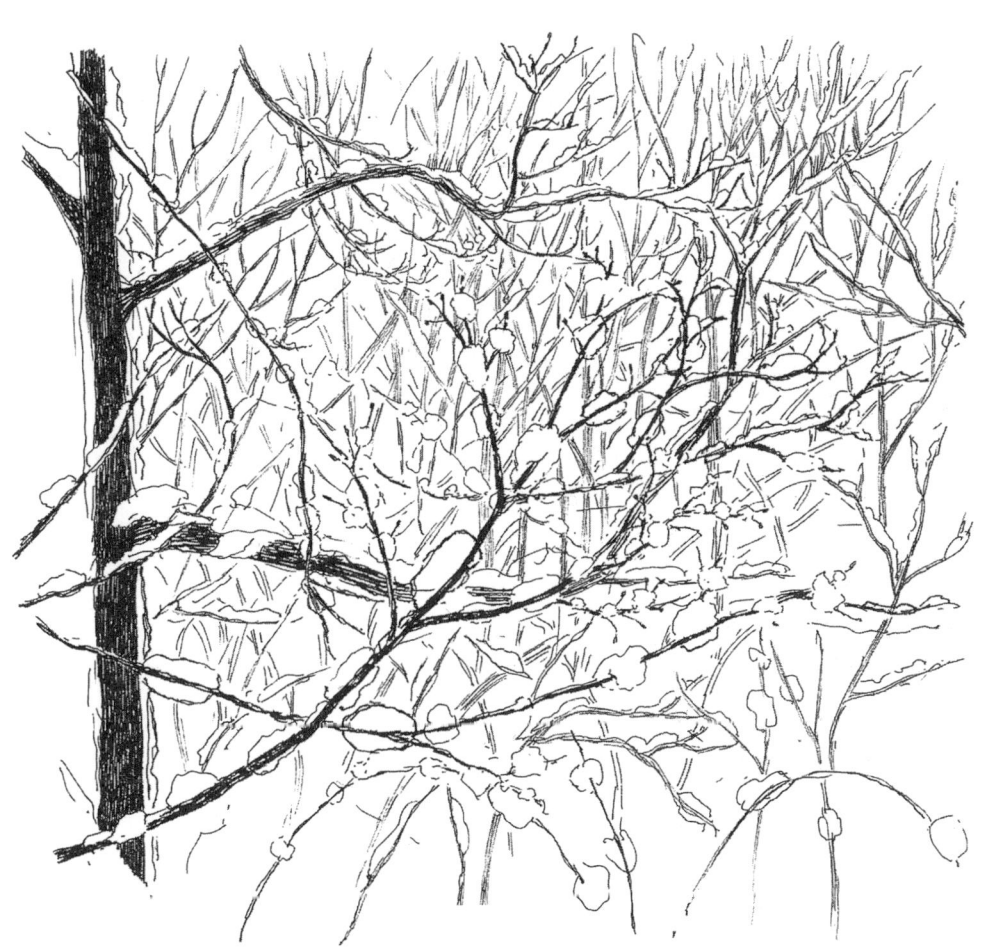

소규모의 부족이나 원주민 집단, 즉 구성원간의 상호 의존성을 충분히 이해하고 있는 사람들에게 세심한 배려는 필수적이다. 이들은 매우 양심적으로 스스로의 행위를 선택한다. 대규모의 산업 사회 속에서 살아가는 이들, 스스로 휴머니즘의 가장 높은 단계에 도달했다고 자부하는 이들에게는 다소 모순적으로 여겨지겠지만, 사실이다. 도시화와 산업화가 초래한 것은 다름 아닌 비인간화에 불과하다. 우리에게 당면한 문제는 '원시의' 이 세심한 배려를 회복하고, 친구는 물론 이방인에게도 똑같이 일상의 삶 속에서 배려를 아끼지 않는 것이다.

요즈음에는 세심한 배려에 대해 생각하는 이들이 별로 없다. 그러나 이는 위험과 절망으로 얼룩진 도시의 황폐한 삶으로부터 우리를 구해 줄 수 있는 중요한 처신 방법이다. 배려의 부재는 곧 스트레스를 부르고, 스트레스는 다시 병의 원인이 되므로, 배려는 건강에도 필수적이다.

인간성의 충만한 힘과 만족을 지향한다면, 배려는 필수적인 요소의 하나이다.

21. 관용은 삶을 풍요롭게 한다

관용은 색다른 것들 앞에서도 가슴, 즉 네 번째 차크라를 열어두는 것이다. 반면에 옹졸함은 범상치 않은 것들 앞에서는 가슴을 닫아버리게 한다.

오랜 시간 가슴에 집중해 본 경험이 없어도 타인들 앞에서 가슴이 팽팽하게 긴장되거나 반대로 편안하게 풀어지는 걸 느낀 적이 있을 것이다. 또 익숙하던 것들과는 다른 행위나 모습을 마주했을 때 가슴이 부담스러웠던 적도 있을 것이다. 그러나 나와 다른 상대와도 가슴을 열고 마주하면 우리의 삶은 향상된다. 차이 앞에서 가슴을 닫아버림으로써 즐거움이나 에너지를 잃어버리는 고통은 겪지 않을 것이기 때문이다.

범상함으로부터의 일탈은 자연의 변함없는 원리의 하나이다. 그러므로 타인들의 기이한 면과 자주 직면하는 것은 어쩜 당연한 일인지도 모른다. 그렇다고 범상치 않은 모습이나 행위 앞에서 가슴을 닫아버리는 것은 스스로를 저주하는 것이나 마찬가지이다.

세상에는 우리와 다른 사람들이 수두룩하다. 그런 사람들 앞에서도 늘 가슴을 열어두면 훨씬 행복하고 건강해지겠지만, 가슴을 닫아걸면 결국 모든 이들이 더욱 허약해지고 불행해진다.

관용은 성공적인 결혼 생활에 필수적인 자질의 하나이기도 하다. 부부는 누구나 서로 다르다. 때문에 상대의 차이를 너그럽게 보아 넘기지 못하거나 차이로 인해 자주 싸움을 벌이는 부부들이 많다. 하지만 가슴을 닫아걸지도 않고, 차이 앞에서 가슴을 팽팽하게 긴장시키지도 않으며, 또 상대의 차이를 있는 그대로 바라보는 훈련을 하면, 결혼 생활은 달라질 것이다.

머리를 쓴다고 더 관용적인 사람이 될 수 있는 건 아니다. 가슴을 열겠다고 다짐하고, 색다른 것들 앞에서 언제나 부드러움을 잃지 말아야 한다. 관용은 단지 공정하거나 법적으로 올바른 것을 의미하는 것만은 아니다. 관용은 건강한 사랑의 행위이다.

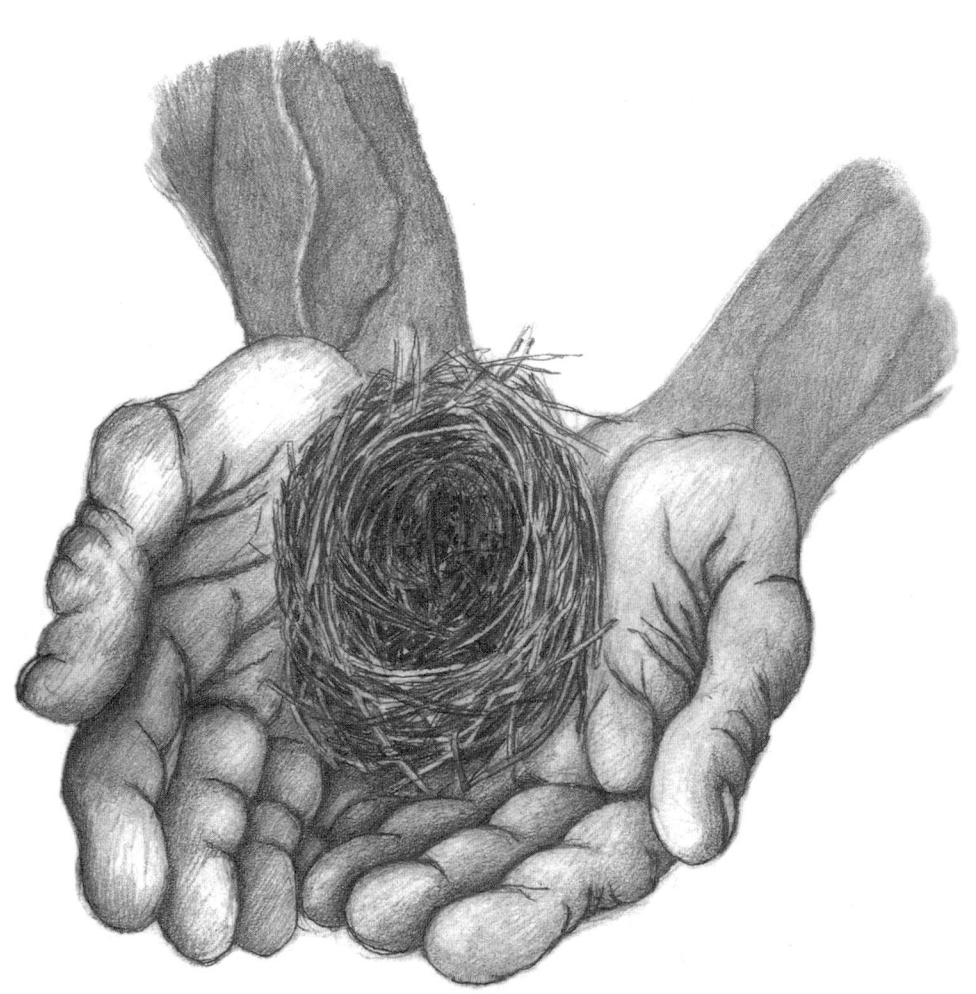

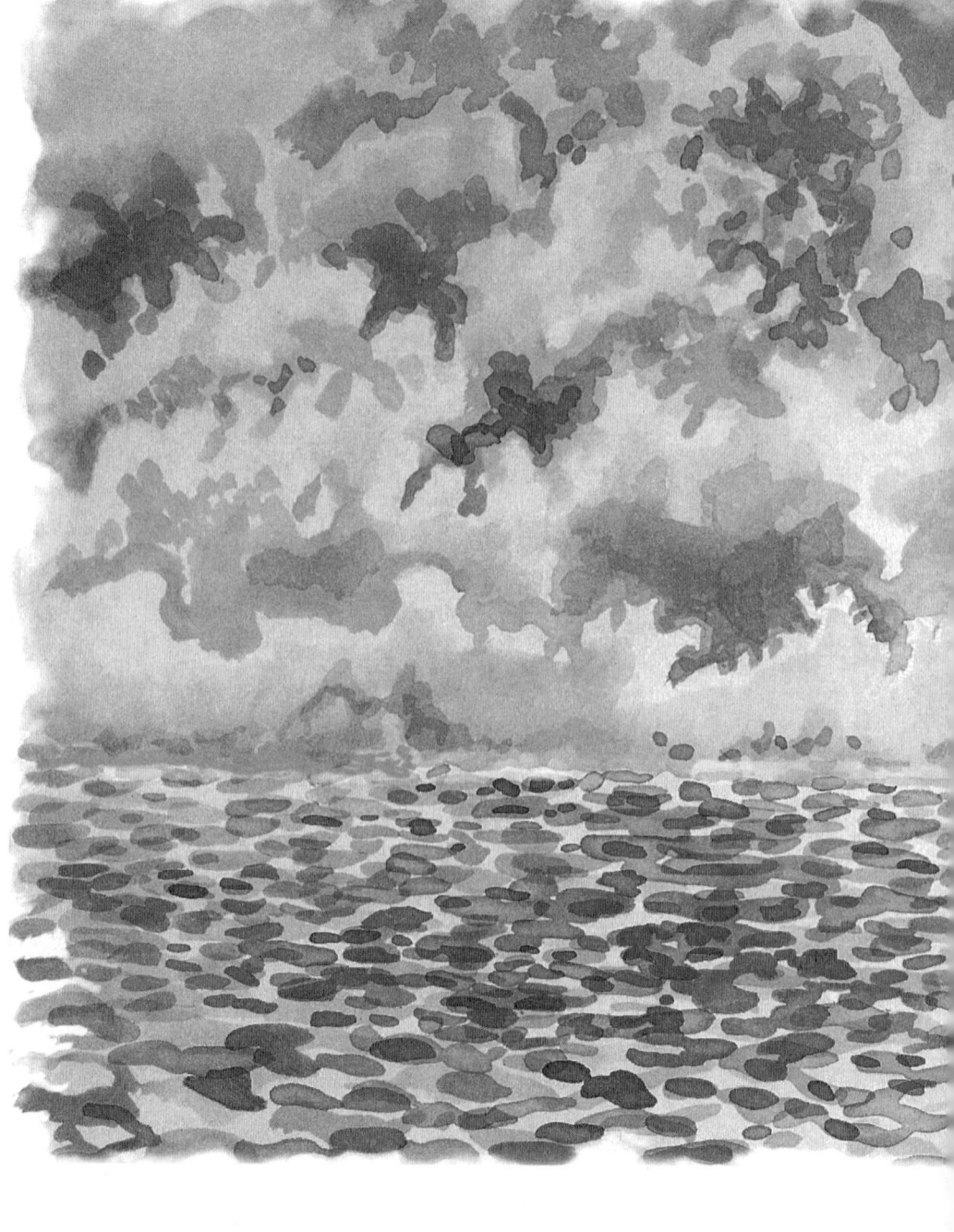

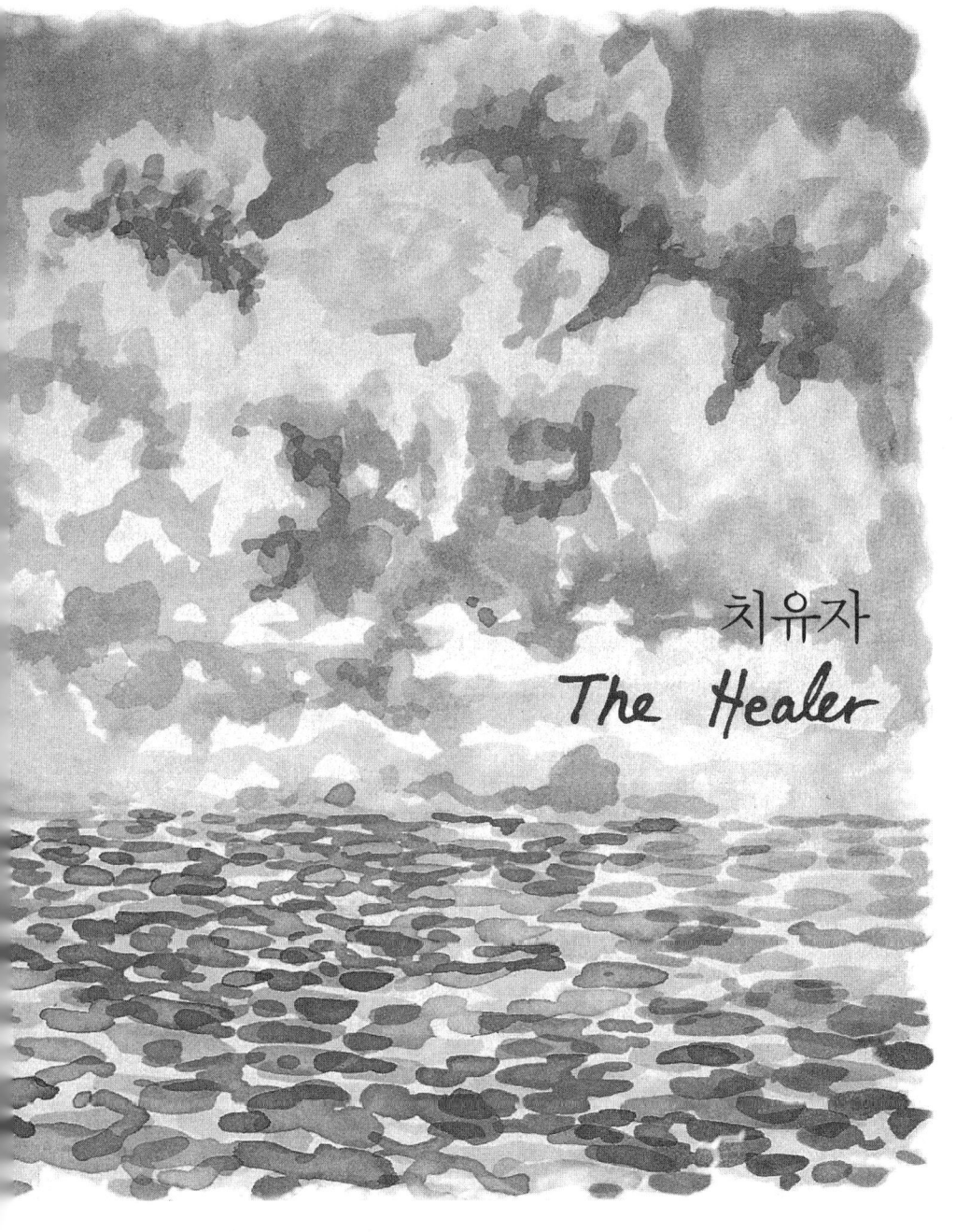

22. 치유자는 가슴에 중심을 둔다

치유자는 늘 가슴에 주의를 집중한다. 치유자가 언제나 따스한 사랑의 상태를 유지할 수 있는 것은 이 때문이다. 가슴에 주의를 집중하지 못하면 치유자는 가슴이 아닌 지력知力으로 환자와 관계를 맺게 된다. 분석과 이성이라는 도구에 의존하는 것이다. 물론 가치 있는 도구이기는 하지만, 이것들로는 치유를 할 수 없다. 이런 상태에서는 증상의 완화만을 원하는 환자의 요구에 쉽게 좌우되기 때문이다. 환자의 이런 요구를 뛰어넘어 보다 폭넓은 시각으로 바라보게 만드는 것이 바로 가슴이다. 타인의 고통에 대한 분석적인 접근은 이미 충분한 시도를 통해 별 도움이 되지 않는 것으로 밝혀졌다.

증상은 단지 에너지의 흐름 속에 무언가 건강하지 못한 부분이 있음을 드러내는 것일 뿐이다. 무언가 문제가 있음을 알려주는 신호이지 문제 자체는 아니라는 말이다. 그럼에도 불구하고 대부분의 증상은 불쾌하거나 눈에 거슬린다. 우리의 주의를 끌기 위해서이다. 그러나 가슴의 지성은 증상이 보여주는 보다 폭넓은 요구에 반응한다. 반면에 지능은 흔히 겉으로 드러난 증상과 그 증상을 없애고자 하는 환자의 요구에만 집중한다.

치유자의 가슴은 자신의 관대함에 불을 지핀다. 자연의 에너지를 가두지 않고, 치유자 자신을 통해 타인에게로 흐르게 하려면 치유자는 무엇보다도 관대해야 한다. 그러나 자연이 무한한 에너지를 공급해 준다는 것을, 자연의 에너지는 결코 부족함이 없다는 것을, 자연의 에너지를 타인에게 전하는 것은 결코 개인적인 손실이 아니라는 것을 경험으로 깨닫기 전에는 진정으로 관대해질 수 없다. 이를 충분히 경험하고 나면 물질적인 관대함도 자연스럽게 생겨난다. 사심 없음은 건강한 상식의 징표이다. 물질로는 행복이나 마음의 평화, 활력과 같은 의미 있는 열매들을 결코 맺지 못한다는 것을 보여주는 징표이다.

온화함을 싹틔워, 어머니 같은 손길을 본받게끔 하는 것은 가슴이다. 이는 치유에 필요한 또 하나의 요소이다. 타인들의 충분한 신뢰를 불러일으켜 치유를 받아들이도록 만드는 것이 바로 온화함이기 때문이다. 그러므로 온화함이 없으면 치유는 성공적으로 이루어지기 힘들다. 환자에게 불신과 두려움이 있을 경우 치유는 불가능하다.

치유자는 가슴을 중심에 두고 살아야 한다. 삶의 많은 시간을 가슴, 즉 네 번째 차크라에 집중해야 한다는 말이다.(흉골의 가운데 부분을 두드릴 때 감각이 느껴지는 곳에 집중한다. 이렇게 1, 2분이 지난 뒤 몸과 마음의 변화를 느껴본다.) 다른 일을 하면서도 치유자는 가슴에 대한 집중을 놓지 말아야 한다. 그러면 사랑으로 삶이 변환한다. 가슴에 집중하면 사람들의 마음을 평화롭게 보듬고 치유하며 희망과 밝은 마음을 선사하는 진동수의 에너지가 끊임없이 발산된다.

진정한 치유자는 존재 자체가 곧 치유이다.

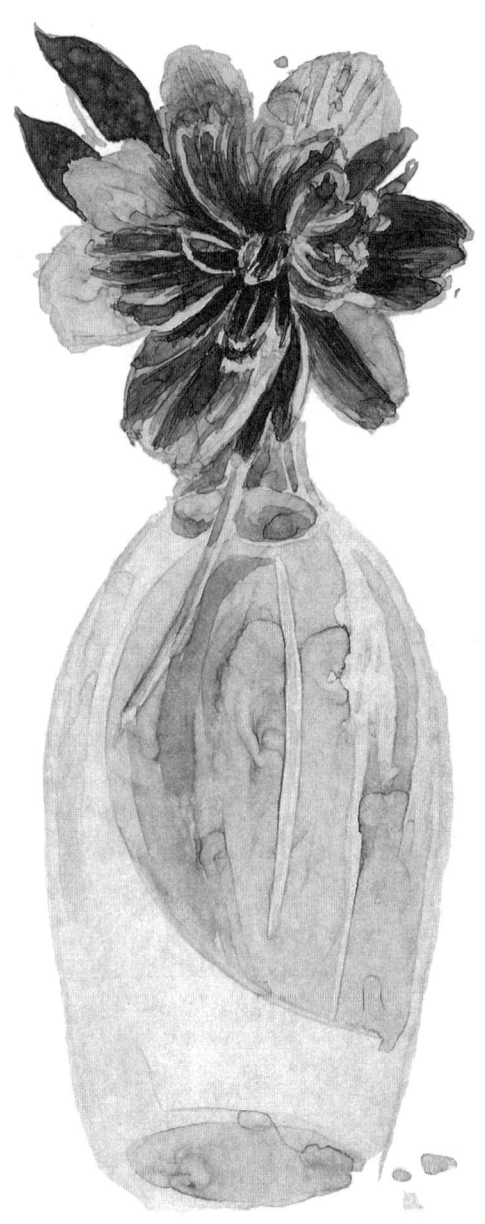

23. 에너지의 균형을 이룬다

목에 다섯 번째의 에너지 중심, 즉 다섯 번째 차크라가 있다. 이 에너지는 소통과 창조력, 개인의 상반되는 양극적인 에너지의 균형을 맞추는 데에 적합한 진동수로 회전한다. 우리는 잠재적으로 그 상반되는 특질을 모두 가지고 있다.

질병과 불행은 대부분 조화롭지 못한 삶의 결과이다. 몸의 오른쪽과 왼쪽의 불균형, 주장이 강한 행위 양식과 수용적인 행위 양식, 즉각적인 관심사와 장기적인 관심사, 수면과 깨어 있음 사이의 불균형 모두 이에 포함된다. 이 외에도 삶의 여러 측면들이 조화롭지 못할 때 우리의 인성은 한쪽으로 쏠려 보정 능력을 상실하기 시작한다. 그로 인해 결국에는 과장된 행위와 몸의 질병이 유발된다. 지나친 행위는 조화롭지 못한 에너지의 흐름을 더욱 강화시키기 때문에, 이는 악순환의 시작을 불러온다. 불균형은 더욱 커다란 불균형을 부른다.

차크라 중에서 몸의 에너지가 왼쪽에서 오른쪽으로 흐를 수 있는 통로를 제공해 주는 것은 오로지 다섯 번째 차크라뿐이다. 다섯 번째 차크라를 통해 에너지의 균형과 이로 인한 개인의 균형이 가능해지는 것이다. 그러므로 타인의 에너지 균형을 촉진시키려면, 치유자의 다섯 번째 차크라 역시 건강해야 한다.

누구나 몸의 오른쪽과 왼쪽이 서로 다르다. 또한 양편에 서로 다른 기관들이 있으므로 양편의 에너지 역시 다르다. 왼쪽의 에너지는 그 진동수가 약간 낮고, 생후 일년 동안 어머니의 에너지에 영향을 받아 계발된다. 반면에 오른쪽 에너지는 왼쪽에 비해 진동수가 높으며 네 살에서 여섯 살 사이에 아버지의 에너지에 대한 반응 속에서 활성화된다. 그러므로 이 에너지들이 형성되는 시기에 부모가 곁에 없거나 질병, 우울증, 의욕 상실, 알코올 중독에 걸려 있으면 아이의 에너지 패턴이 부정적인 양상을 띠게 된다.

양편의 에너지가 서로 다르므로 몸의 양쪽에서 비롯되는 에너지도 서로 다르다. 오른쪽은 보다 의식적이고 지적인 능력을 보여주는 반면, 왼쪽은 보다 직관적이고 수용적인 능력을 갖고 있다. 모두 성공적인 삶에 필요한 요소들로 그 우열을 가릴 수 있는 것은 아니다. 모

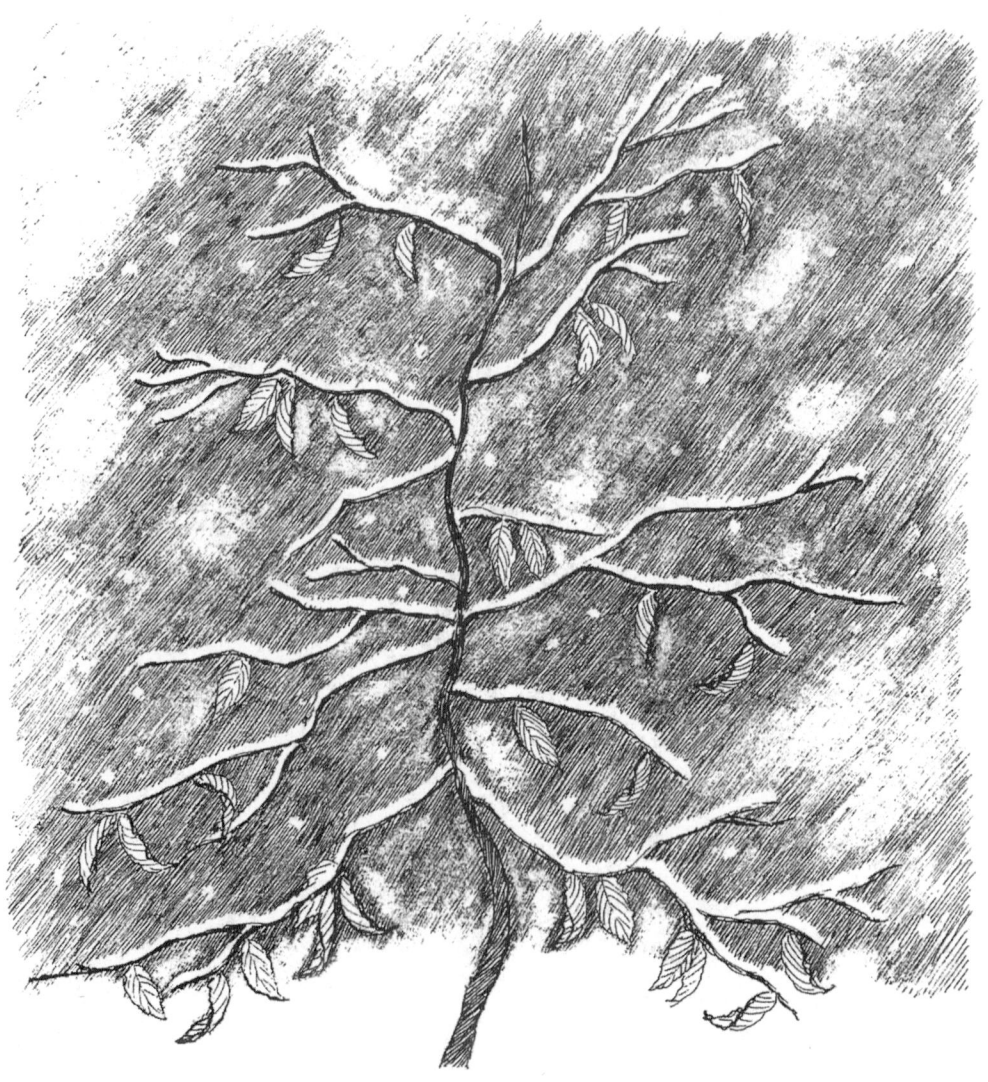

두 조화로운 존재를 구성하는 일부분인 것이다.

왼쪽의 에너지는 오른쪽에 비해 덜 의식적인 특성을 갖고 있지만 의식이 없는 것은 아니다. 고도로 진화한 사람들의 경우 무의식이란 없다. 그들은 경험의 기억들에 다가가 그것들에 대해 생각할 수 있다. 그러나 진화가 덜 된 사람들에게는 그런 능력이 없다. 이런 사람들이 보이는 가장 극단의 형태는 통찰력의 결여이다. 통찰력이 결여된 사람들에게는 자신의 과거를 돌아볼 능력도 없다. 그 결과 자신의 행위든 타인의 행위든 간에 인간의 행위에 대한 이해력이 떨어진다.

더 건강해지려면 언제나 새로운 경험을 통해 자신을 향상시켜야 한다. 이런 향상에는 통찰력은 물론 몸과 마음의 경험에 집중함으로써 통찰력을 적극 활용하겠다는 의지가 필요하다. 그러므로 치유자의 도움을 받든 혼자서 하든 땅의 에너지를 통해 치유를 받는 것은 결코 소극적인 행위가 아니다. 새로운 삶의 방식을 실험하려는 자발적인 의지와 적극적인 참여가 필요한 일이기 때문이다.

오른쪽의 에너지 흐름에 장애나 혼란이 있는 사람들은 충동적이고

무책임한 경향이 있다. 이들은 가족과 공동체에도 혼란을 야기시켜, 결국엔 법적·사회적 전문 봉사가들의 보살핌을 받는 처지에 놓이고 만다. 반대로 왼쪽 에너지의 혼란은 크게 만성적 우울이나 통찰력의 결여로 나타난다. 이들의 심리적·신체적·사회적 후유증은 의사들의 관심 대상이 된다.

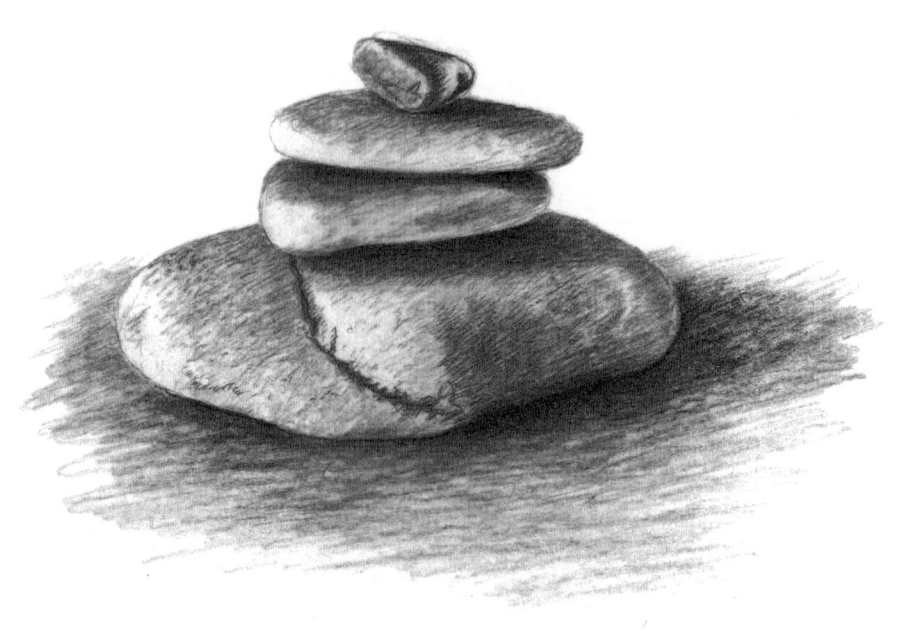

다섯 번째 차크라는 균형의 받침대이다. 이를 잘 활용해서 조화로운 삶을 살려면 땅과의 집중적인 관계와 자기 경험에의 적극적인 참여가 필요하다.

다섯 번째 차크라를 치유하거나 다섯 번째 차크라로 인한 문제들을 피하려면, 의약품의 사용을 피하고(이는 생화학적 불균형을 초래한다), 자신의 경험을 솔직하게 이야기하며(정직한 표현은 균형의 회복에 도움이 된다), 특정 사람이나 집단과만 관계를 맺으려는 마음, 극단적이거나 제한적인 믿음 체계, 편견 등 삶의 '극단주의'나 '편향성'을 피해야 한다.

24. 스승을 찾고 자연 에너지를 모방한다

치유자가 되려는 이들은 운동 선수나 예술가와 마찬가지로 자신의 재능으로 최선을 다할 것이다. 치유의 기술을 터득하는 것이나 야구의 타법을 익히는 것 모두 아주 간단한 일이다. 그러나 이를 전문가적인 수준으로 하려면 재능이 있건 없건 노력과 열망이 있어야 한다.

치유자가 되려면 교사teacher가 아닌 스승master을 찾아야 한다. 우리 문화에서는 스승이란 말을 잘 사용하지 않지만, 둘의 차이는 중요하다. 치유자가 되려는 이는 먼저 치유자로서의 고난을 모두 이겨낸 스승을 찾아야 한다. 그리고 나서 존경심과 고된 수련을 토대로 다져진 관계를 통해 스승과 연결되어야 한다. 스승과 함께할 때 제자의 에너지는 저절로 스승의 차원 높은 에너지 구조를 모방하게 마련이다. 타인의 우세함을 자발적으로 모방하는 이런 경험은 일반적인 것이다. 특정한 사람과 같이 있을 때 자신도 모르게 훨씬 창조적이고 재치 있으며 우아해지는 것을 경험한 적이 있을 것이다.

치유자가 되려는 이는 또한 자연의 에너지를 매일 관찰해야 한다. 이는 치유 방법을 모방할 수 있는 두 번째 기회이다. 깊은 명상 속에서 땅과 나무, 식물에게 집중하다 보면 저절로 그들의 에너지를 모방하게 되며, 그 결과 더욱 향상되는 자신을 느끼게 된다.

매일 진심으로 이 훈련을 실행하면서 사람은 물론 땅과의 교감을 위해 노력하다 보면, 곧 자연의 치유력을 타인에게 중재할 수 있게 된다. 이를 위해 치유자가 되려는 이들은 먼저 타인 앞에서 자신의 에너지를 의도적으로 정비해야 한다. 발을 통해 땅의 에너지에 다가가, 그 강한 에너지의 흐름이 온몸을 관통하게 한 다음, 사랑 속에서 가슴을 여는 것이다. 이런 최적의 상태 속에서 치유자는 필요한 사람들에게 자연의 에너지를 전달해 주는 도구가 된다.

치유자의 에너지, 나아가 치유자의 삶은 정갈해야 한다. 그러므로 진정한 치유자는 소박한 삶을 살아간다. 사람이 주행성에 적합하도록 되어 있음을 잘 알기 때문에 치유자는 일찍 일어난다. 또 치유를 감당할 정도의 건강과 힘을 유지하기 위해 매일 야외에서 운동을 한다. 야외에서 운동을 해야만 몸 속에 땅의 에너지를 받아들일 수 있고,

나아가 치유라는 필생의 일을 위해 몸을 건강하게 돌볼 수 있다. 요컨대 치유자는 기본적으로 건강해야 한다. 자연의 에너지를 다른 누군가에게 전달하려면 스스로가 건강한 운송 수단이 되어야 하기 때문이다. 파이프에 녹이 슬었을 경우 식수의 질이 나빠지는 것처럼, 건강하지 못한 치유자는 에너지의 질을 떨어뜨린다.

치유자는 자신의 몸 속에 어떤 물질을 받아들일지 신중하게 선택해야 한다. 소박한 음식을 먹고, 술과 담배는 피하며, 화학 약품도 복용하지 말아야 한다. 이것들은 모두 우리의 몸, 특히 간과 신장, 지라를 심각하게 혹사시켜 생명력을 저하시키기 때문이다.

치유자는 좀체로 화를 내지 않는다. 화가 질병의 주요 원인임을 잘 알기 때문이다. 그렇다고 화의 자각이나 그 표현을 억누른다는 말은 아니다. 단지 화가 날 때마다 체계적으로 용서하는 법을 훈련함으로써 화를 없애버릴 뿐이다. 이런 태도는 피할 수 없는 삶의 고난에 더욱 성숙하게 대응하도록 해준다.

습관적으로 화내는 것에서 벗어나 거의 화를 내지 않을 정도로 자신

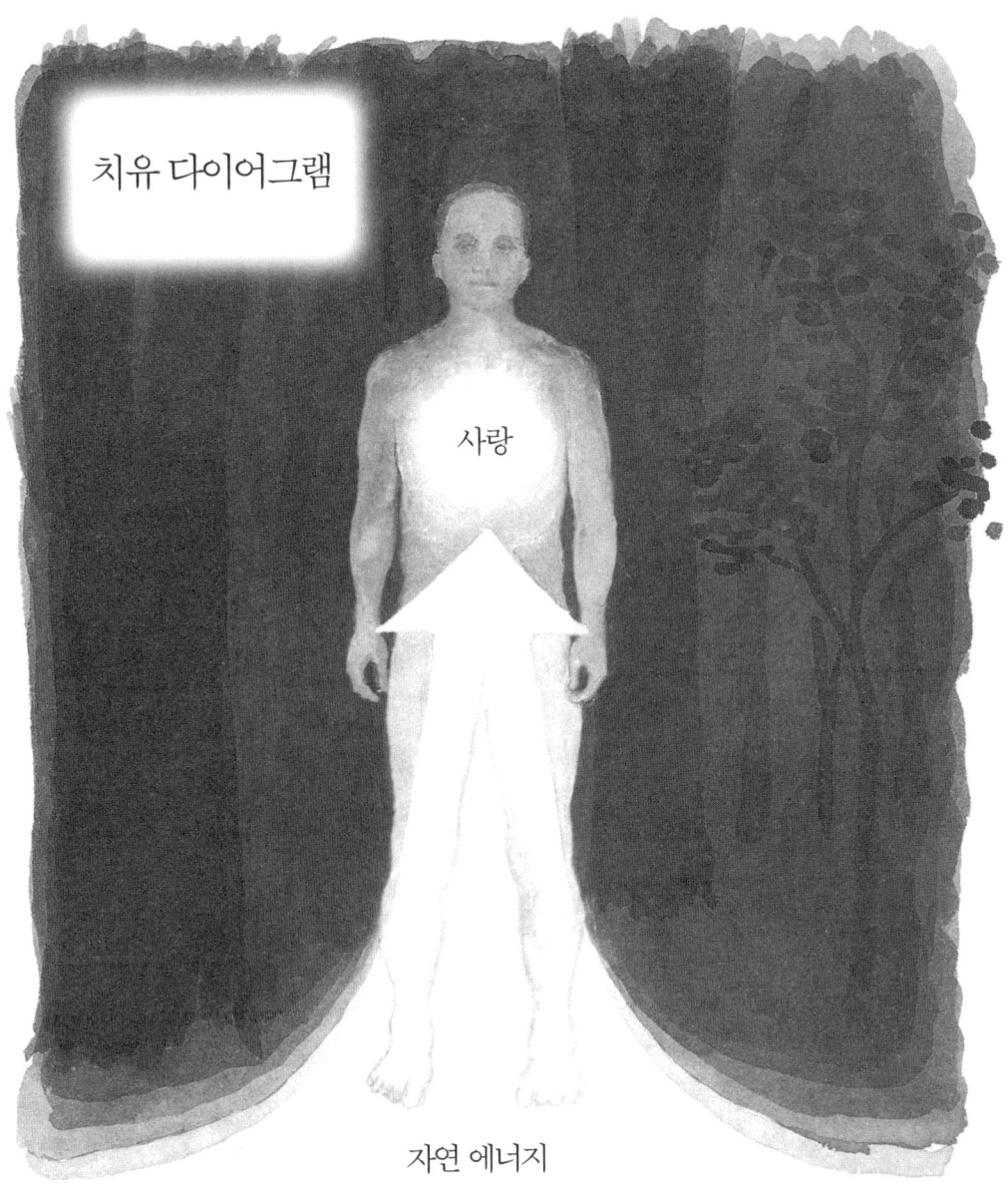

을 수양하려면 먼저 변화하겠다는 결의가 있어야 한다. 그 다음에는 부드럽게 자신의 화를 다스리는 것이다. 예컨대 내면에서 분노나 화의 목소리가 들릴 때마다 가만히 가슴에 손을 대고 이렇게 말해 준다. "난 화내고 싶지 않아. 난 행복해지고 싶어." 처음에는 이런 말을 해야 하는 경우가 하루에도 쉰 번은 생길 것이다. 그러나 몇 달만 훈련을 계속하면 차츰 화나는 일도 줄어든다. 6개월에서 9개월 정도 이 훈련을 지속하면 거의 화를 내지 않게 된다.

치유자는 지혜롭다. 무슨 비밀이나 의식, 세상에 알려지지 않은 지식을 알고 있다는 말이 아니다. 지혜롭다는 것은 단지 상식이 풍부하다는 의미이다. 그렇다면 치유자들은 어떻게 이토록 지혜로운 것일까? 매일 자연 에너지와 교감하기 때문이다. 지혜는 지적인intellectual 것도 비의적인esoteric 것도 아니다.

고요하고 정갈한 삶은 깊은 즐거움을 준다. 이는 보람있는 일의 성취를 돕는 중요한 도구이다.

치유자가 된다는 것은 곧 자신의 에너지 흐름을 스스로 다스릴 줄 알게 된다는 의미이다. 이런 경지에 이르면 치유자 앞에 있는 사람들 역시 무의식적으로 치유자의 차원 높은 에너지 구조를 모방한다. 그 결과 그들의 에너지 흐름 역시 향상된다.

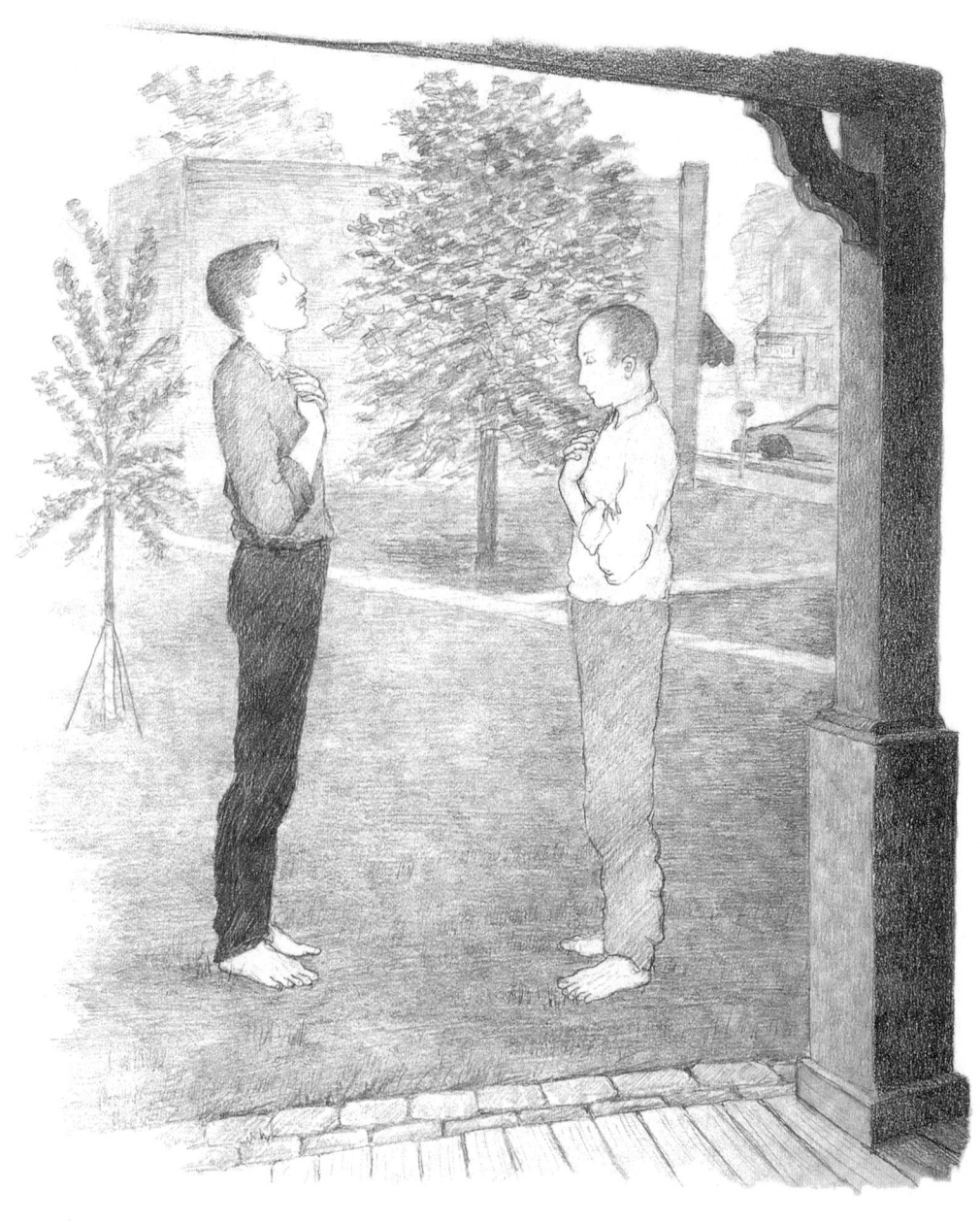

25. 지식이 아닌 경험을 제공한다

새로운 에너지 구조의 형성을 돕는 새로운 유형의 행위들을 익히는 작업이 뒤따르지 않으면 완벽한 치유는 불가능하다. 생각이든 감정이든 행위든 이제 막 치유를 끝낸 문제들은 부분적으로 건강하지 못한 행위에서 비롯된 것이다. 예를 들어 자주 두통을 앓는 사람은 용서하는 법을 배워야 한다. 두통의 원인이 대개 화에 있기 때문이다.

그러므로 모든 치유자는 건강한 행위를 가르치는 스승과 같다. 타인들로 하여금 치유를 통해 더 나은 삶을 살아가도록 인도하는 스승이 되어야 한다. 그러나 행위를 변화시킬 수 있는 이런 가르침은 대개 경험을 통한 것이다. 타인에게 훈계가 아닌 새로운 경험을 제공해 주어야 한다는 말이다.

예를 들어 몸 왼쪽의 에너지 흐름 장애로 만성적인 우울에 시달리는 사람이 있다고 하자. 우울증을 성공적으로 치유하려면 먼저 왼쪽의 에너지 흐름을 재정비해 주어야 한다. 그 결과 정상적인 에너지 패턴을 갖게 되면 환자에게 생기 있게 살아가는 법을 가르쳐준다. 그렇지 않으면 치유가 전부 도루묵이 되고 말 것이기 때문이다. 에너지 흐름을 재정비해 주지 않은 상황에서는 환자에게 "자 이제부터는 매일 강도 높게 운동을 해야 합니다"라고 말해 줘도 아무 소용이 없다. 평생의 경험을 통해 그렇게 할 수 없음을 환자 스스로 잘 알고 있기 때문이다. 이럴 때에는 환자로 하여금 자신의 향상된 능력을 발견하도록 도와주어야 한다. 그것이 치유자의 몫이다. 예를 들어 같이 산책을 나가주는 것이다. 그 시작은 이렇게 아주 간단하다.

한 번도 안 해본 일을 해보면, 즉 경험을 통해 배우다 보면 행위는 물론 생각과 감정 모두 변화시킬 수 있다. 간접 경험은 불신하면서도 자신의 직접적인 경험은 쉽게 믿는 성향이 우리에게 있으므로, 이는 아주 효과적인 방식이다.

교육으로는 배울 수 없는 것들이 많다. 춤은 책을 읽는다고 출 수 있는 게 아니며, 강의를 듣는다고 새로운 향기를 감별할 수 있는 것도 아니다. 기쁨은 지시 매뉴얼을 보고 터득할 수 있는 게 아니다. 하지만 경험으로는 이것들을 모두 얻을 수 있다. 특히 셋 중의 하나라도 이미 성공한 경험이 있는 사람과 함께 있다면 더욱 쉽게 배울 수 있다.

경험이 아닌 학습을 통한 배움의 방법에는 암기와 암송, 정보의 재구성 등이 있다. 이는 우리의 교육 기관에서 흔히 사용하는 주된 도구인 동시에 최종 결과물이기도 하다. 그러나 학습을 통한 배움은 치유나 더욱 건강한 삶을 가져다주지는 못한다.

환자가 문제를 이야기할 때 치유자는 주의 깊게 들어야 한다. 그리고 치유가 끝나면 적절한 학습의 경험을 제시해 주어야 한다. 환자에게 무언가 새로운 것을 시도해 보도록 유도하는 것이다. 이런 학습의 경험은 치유를 통해 재정비된 에너지를 이용할 기회를 제공해 준다. 치유 이전에는 충분하지 않았거나 아예 결여되어 있던 건강한 행위에 참여하도록 하는 것이다. 예를 들어 우울증을 호소하는 환자가 있다고 하자. 치유자는 먼저 간단한 자연 치유를 해준다. 그런 다음 미소나 차분한 말 한마디, 작은 도움의 손길 등등 환자를 도와 누군가에게 작은 친절을 베풀도록 유도해야 한다.

물론 치유자가 새로이 제시한 이런 활동들을 위험하다거나 문제가 있다고 받아들이는 환자도 있을 것이다. 누구나 무의식적으로 변화를 회피하도록 구조화되어 있기 때문이다. 이런 경우 논쟁이나 지나친 설명은 피하는 것이 좋다. 대신에 부드럽게 환자에게 말해 준다. "자, 풀밭 위에 저와 같이 서서 발바닥에 닿는 감각들에 주의를 기울여보면 어떨까요?" 그리곤 가만히 환자와 나란히 서서, 환자에게 자신의 에너지를 보태주며 치유의 성공 가능성을 높여준다. 이는 아이에게 새로운 시도를 권하면서 그 방법을 찬찬히 알려준 뒤 곁에서 가만히 성공을 비는 마음으로 아이의 노력에 힘을 실어주는 이상적인 부모나 스승이 하는 일과 같다.

흡연자에게 흡연은 폐렴을 일으키므로 담배를 끊어야 한다고 말하는 것은 별 효과가 없다. 지적인 가르침의 단적인 예이다. 또 겁을 주어서 담배를 끊도록 하면 두려움과 분노가 뒤섞인 부자연스런 순응을 하게 되어 결국은 새로운 방식으로 병을 불러들일 것이다. 그러므로 가장 지혜로운 방법은 환자를 야외로 데리고 나가, 등을 땅에 대고 누워 폐의 뒷부분과 땅이 만나는 부위의 감각에 집중함으로써 폐를 정화시키도록 돕는 것이다. 그런 다음 가슴을 열고 환자가 느낀 변화에—몸과 마음이 얼마나 가볍고 맑아졌는지—귀를 기울인다.

언어는 새로운 사상을 전해 주지만, 경험은 새로운 행위를 가르쳐준다. 새로운 행위를 더욱 쉽게 익히도록 돕는 것이 치유이다.

26. 치유의 다섯 단계

치유에는 여러 가지 방식이 있으며, 그 대부분이 치유 방법이나 학파로 체계화되어 있다. 다양한 문화에서 비롯된 민간 전승의 치유 방법들도 있다. 이런 방법들은 환자의 에너지를 재조정하는 정도에 따라, 최소의 변환 치유에서 최대의 변환 치유에 이르기까지 여러 단계로 나눌 수 있다.

그러나 이 책에서 설명하는 것은 치유의 방법이나 체계가 아니다. 꾸밈이 없는 진정한 치유의 본질을 이야기하고 있다. 치유의 본질은 사랑으로 자연과 다른 사람들 사이에서 매개자의 역할을 하는 것이다. 더 이상 단순화할 수 없는 이 방법이 가장 차원 높은 형태의 치유이다. 그러나 그 기술이 부족할 때에는 낮은 차원의 치유를 할 수밖에 없다.

치유 단계에서 맨 아랫부분을 이루는 것은 사회적 환경을 만들어내는 행위, 즉 성공적인 치유를 위한 배경을 만들어내는 행위이다. 안

전하고 건강한 공동체를 창조하는 개개인의 처신 방법이 이에 포함된다. 온화함이나 배려, 도움, 사회 질서, 법 질서 등등이 그것이다. 개개인 모두 이런 방식으로 행동한다면 서로간의 안정감과 확신은 더욱 커질 것이다. 그리고 이런 조건들이 충족되어야 편안한 이완을 통해 건강을 되찾을 수 있다. 건강해지기를 원한다면 결코 이런 태도들의 중요성을 간과하지 말아야 한다. 대도시나 문제 가정, 경영 부실에 놓인 회사 등 스트레스가 심한 환경 속에 사는 이들은 결코 충분한 이완을 맛볼 수 없다. 그 결과 질병은 더욱 가까이 다가온다. 사람들에게 무례하거나 거칠게 구는 치유자는 건강은 물론 사람들 사이의 상호 의존성을 제대로 이해하지 못하는 사람이다. 우리는 사회적인 동물이다. 사회적인 장애나 질병의 한가운데서 건강을 지키는 일이 이와는 정반대의 환경 속에서 건강을 지키는 것보다 훨씬 더 어렵다.

치유의 두 번째 단계는 만성적 질병이나 제약이 있는 사람들을 보살피고 위로해 주는 행위이다. 이들이 병에서 회복되는 일이 어렵다는 것을 알면서도 친절과 위안을 베푸는 것이다. 급성 질병에 걸린 사람들에게 위안과 확신을 주는 것도 이 단계의 치유에 해당된다.

치유의 세 번째 단계는 적극적으로 환자의 몸 속까지 개입해 들어가 병의 증상을 공략하는 것이다. 외과 수술이 바로 그 단적인 예이다. 이런 개입에는 물론 그 나름의 이점도 있다. 하지만 완전한 에너지 체계에 손상을 가할 수도 있다. 이런 치유법에서는 증상을 싸워 이겨야 할 적으로 바라본다. 병의 증상을 제거해야 할 적으로 간주하는 것, 이것이 바로 서양 의학의 가장 일반적인 사고 유형이다.

아무리 원치 않는 것이라 해도 병이나 증상은 적이 아니다. 단지 몸의 에너지 흐름이 원활하지 못함을 보여주는 표시일 뿐이다. 몸의 내부에 장애가 있으므로 치유를 통해 삶의 방식을 바꾸어야 할 필요가 있음을 알려주는 증상인 것이다. 세 번째 단계의 치유에서 사용되는 방법은 모두 환자를 전쟁과 같은 과정 속으로 몰아넣는다. 물론 이런 방식도 어느 정도는 도움이 될 것이다. 그러나 진정한 치유에 필요한 것은 사랑이다. 이 세 번째 단계의 치유법들은 본질적으로 사랑에 기초한 것이 아니다.

건강은 온몸의 에너지 흐름에 거침이 없는 상태를 말하며, 병에 걸린다는 것은 우리의 몸이 그 반대의 상태에 있다는 증거이다. 그러므로 병은 우리 문화권에서 생각하는 것처럼, 순진무구한 사람을 무작위로 공격하는 포식자 같은 존재가 아니다. 단지 부적절하거나 왜곡된 에너지 흐름의 최종 결과일 뿐이다. 부적절한 에너지 흐름으로 인해 특정 기관에 장애가 생기거나 영양분이 제대로 공급되지 않아서 병이 생기는 것이다. 이는 물론 박테리아나 바이러스, 기생충, 균사 등의 존재를 무시해도 된다는 말은 아니다. 하지만 에너지가 원활하게 거침없이 흐르면 이들의 공격을 받는 일도 드물 것이다.

네 번째 단계의 치유는 환자의 본성과 협조적인 관계를 유지하는 것이다. 강제성이 없는 자연스러운 변화의 과정에서 치유자가 환자의 에너지에 협력자 역할을 하는 것도 바로 이 단계부터이다.

네 번째 단계의 치유는 환자가 건강한 에너지 환경 속에 존재할 때에만 가능하다. 이런 치유법에서는 보다 차원 높은 에너지 시스템의 내부나 그 가까이로 환자를 인도함으로써 환자를 치유한다. 이 시스템은 어느 특정 지역일 수도 있고 특정한 사람일 수도 있다. 이런 에너지 시스템과 접하는 순간 환자는 즉각적으로 이 시스템을 모방함으로써 발전적인 변화를 경험한다. 매일 집중적으로 자연과 함께하는 시간을 가져야 하는 이유도 여기에 있다.

흥미롭게도 향식물을 이용한 치유나 스승 밑에서의 도제 수업도 이 원리에 따라 이루어진다. 허벌리즘herbalism의 경우엔 환자의 병든 기관이 특정 식물의 건강한 에너지를 모방하도록 한다. 도제 수업에서는 보다 이상적으로 체계화된 스승의 에너지를 제자들이 모방한다. 두 경우 모두 더욱 차원 높게 체계화되어 있는 건강한 에너지를 무의식적으로 모방하게 되는 것이다.

자연과 함께하는 시간이나 신선한 음식, 야외에서의 운동 모두 이 원리로 치유를 돕는 것들이다. 상식적으로 다분히 호소력이 있는 방법이지만, 우리 사회에서는 별로 호응을 얻지 못하고 있다. 그 결과 이 처방들을 실천하는 것 역시 쉽지는 않다. 일반적이지 않거나 편리하지 않은 것을 선택하려면 대단한 결심이 필요하기 때문이다. 그러므로 분명하고도 간단한 처방들을 권장하는 것 역시 이 단계에서 치유자가 해야 할 일의 하나이다. 건강으로 가는 이 분명한 길이 우리 사회에서 인정을 받는다면, 병원들은 주차장 같은 모습으로 바뀌고 의사들은 환자들과 함께 자연 속을 거닐게 되지 않을까?

치유의 단계

5 환자와 자연 에너지 사이에서 따스한 사랑을 지닌 매개자가 에너지를 이용해서 하는 치유
- 특정한 치유자들의 작업으로서, 다양한 치유 방법이나 양식과 연관이 있을 수도 있고 그렇지 않을 수도 있다.
- 빛의 학교에서 가르치는 치유 방법들

4 비공격적인 치유법
- 자연 에너지와의 개인적 상호 작용을 통한 치유
- 손을 이용한 치유. 접촉 치유 (Therapeutic Touch)가 그 예이다.
- 허벌리즘
- 스승으로부터의 도제 수업

3 공격적인 치유법
- 외과 수술
- 약물 치료
- 롤핑(근육 마사지 요법)
- 침술
- 반사 요법

2 위로와 간호
- 병자의 부양
- 친구가 되어주는 것
- 도움
- 용기를 북돋아주는 것

1 적절하고 예의 바른 사회적 행위
- 법과 질서의 준수
- 예의 지키기
- 배려
- 온정

가장 높은 단계의 치유는 우리의 에너지 흐름을 가장 많이 향상시켜준다. 에너지 흐름의 패턴이 간단할수록 우리는 더욱 건강하고 행복해진다. 다른 사람의 기술이 아무리 뛰어나다 해도 건강상의 이런 향상은 다른 사람에게서는 얻을 수 없다.

이 단계의 치유자는 자신이 치유의 원천은 아니며, 치유자라는 말 자체가 잘못 붙여진 명칭임을 잘 이해하고 있다. 치유자가 환자에게 직접 해주는 것은 아무것도 없기 때문이다. 이런 치유자는 환자가 이룰 수 있는 가장 높은 수준의 향상은 치유자에게서 '비롯되는from' 것이 아니라 치유자를 '통해서through' 가능하다는 점을 잘 이해한다. 진정한 치유는 오로지 자연 에너지에서만 비롯된다는 것도 분명하게 이해한다. 또한 치유자는 누구나 에너지라는 환경 속에 살고 있으며, 에너지의 치유력이나 변화력에 다가가려면 먼저 두 사람의 협력이 필요하다는 것도 잘 안다. 두 사람이란 바로 치유가 필요한 환자와 치유의 순간에 환자의 요구를 들어주는 데 모든 것을 바칠 수 있는 치유자이다. 치유자는 환자와 자연 사이에서 중재 역할을 한다. 렌즈가 없이는 불가능했을 방식으로 필름에 빛을 투사시키는 카메라 렌즈와 같은 기능을 하는 것이다. 그러나 이것만으로는 충분하지 않다.

이런 역할을 충실하게 수행하려면 치유자는 능숙하게 자연 에너지에 다가갈 줄 알아야 하며 그 과정 내내 사랑하는 마음 상태여야 한다.

치유의 결과에 개인적으로 연연해 하지 않는 것도 성공적인 치유의 필요 조건이다. 증상의 존재나 병의 진전을 치유자가 개인적으로 받아들이지 말아야 한다. 치유의 중재자로서 해야 할 준비나 일에는 책임을 지되 그 결과에는 책임을 질 필요가 없다는 말이다. 이렇게 하

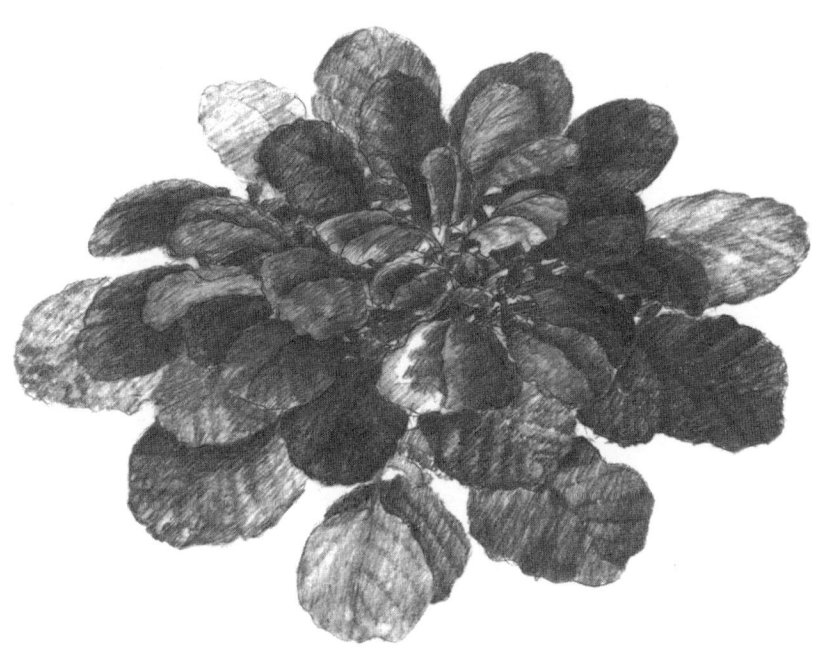

는 데에는 물론 엄청난 담대함이 필요할 것이다. 그러나 이는 치유자가 좋은 결과를 바라지 않거나 무심해도 된다는 말은 아니다. 단지 치유자는 치유의 원천이 아니며 치유를 매개하는 연결 고리에 불과하다는 것을 분명하게 알고 있어야 한다는 의미일 뿐이다.

27. 타인에게 도움이 되는 삶

치유는 사람을 구성하는 많은 에너지 배열 구조를 향상시킨다. 치유가 성공적으로 이루어지려면 환자가 이 기회를 이용해 자신의 행위를 변화시킬 줄 알아야 한다. 치유를 받고 나면 어느 의미에서는 더 이상 이전과 같은 사람이 아니기 때문이다. 더 나은 사람으로 거듭나는 것이다.

치유를 통해 변화되었고 이전보다 더욱 훌륭한 사람으로 거듭났다고 생각해 보자. 지혜는 물론 통찰력도 더욱 커질 것이다. 도덕 개념과 가치 기준도 훨씬 발달할 것이며, 더 밝고 활기찬 삶을 살아갈 것이다. 또한 더욱 친절하고 관대한 사람으로 변화할 것이다. 그러면 그 다음엔 어떻게 될까? 관계에는 어떤 변화가 있을까? 일은 어떻게 변화할까?

치유를 통해 더 나은 사람으로 거듭나게 되면 자신의 삶에 적합하지 않은 면모들이 보일 것이다. 그 중 가장 쉽게 드러나는 것이 바로 일

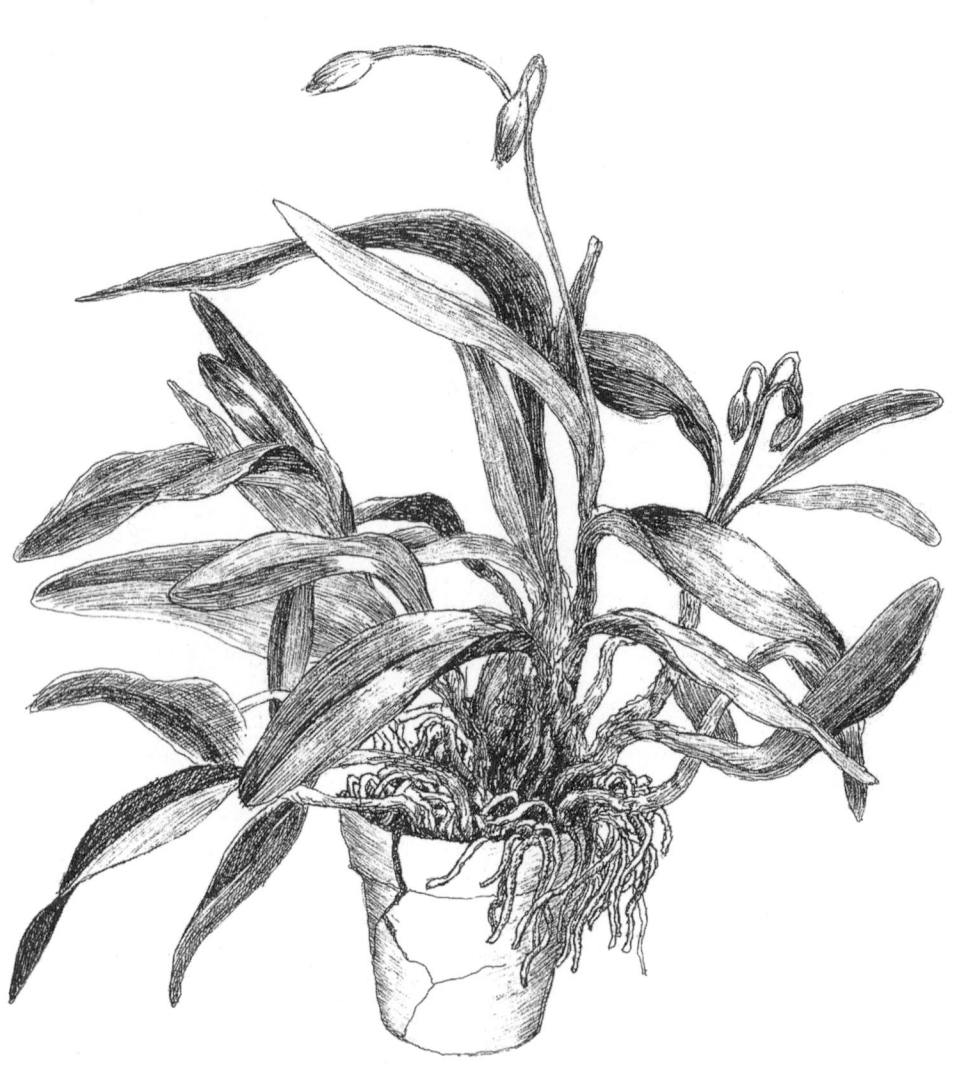

이다. 다른 사람들에게도 도움이 되는 적절한 직업을 갖지 못할 경우, 일에서 만족감을 느끼지 못하며 일상은 권태 속으로 추락하고 만다. 이러한 권태는 곧 분노를 불러온다. 일 속에서 만족과 기쁨을 얻으려면 우선 일 자체가 의미 있어야 하고 일하는 사람의 기질에 맞아야 한다. 또 가슴을 열고 일해야 한다. 다른 사람들에게 도움을 주는 것은 이타주의의 문제가 아니다. 그것은 자기 만족의 문제이다.

에너지 구조가 효율적일수록, 충족감을 느끼기 위해 더 많은 사람들에게 도움을 줄 필요가 있다.

에너지 구조가 효율적일수록, 다른 사람들에게 더 많은 선행을 베풀 수 있다.

다른 사람들에게 선행을 많이 베풀면, 더불어 모든 사람이 그만큼 많은 혜택을 받을 것이다. 물 위에 번지는 잔물결처럼 우리의 행위와 에너지의 파장이 모든 이들에게 번져나갈 것이기 때문이다.

28. 부모로서의 치유자

어머니는 대지를 상징하는 존재이다. 실제로 어머니는 대지의 에너지와 아이를 연결시켜 주는 존재이다. 대지는 결코 우리가 한 행위를 보고 가치를 매겨서 조건적으로 관대함을 베풀거나 하지 않는다. 우리가 아무리 혐오스러운 행위를 해도 대지는 우리를 보살펴준다. 이런 대지처럼 훌륭한 어머니는 아무 분별이나 조건 없이 아기를 사랑한다.

타인들에게 더 건강하게 살아가는 법을 가르치는 동안 치유자 역시 어머니처럼 조건 없는 사랑을 베풀어야 한다. 이런 한결같은 사랑은 환자에게 두렵거나 낯설거나 원치 않는 것으로 치부하던 일을 할 수 있는 힘을 북돋아준다. 치유자가 여성이든 남성이든 이런 사랑은 치유에 절대적이다.

그러나 때로는 환자의 관심을 촉진시켜 주는 것만으로는 충분하지 않을 때가 있다. 마약의 복용이나 타인에 대한 학대, 잘못된 관계처럼 환자가 건강하지 못하거나 사회적으로 부적절한 행위에 갇혀 있을 때에는 특히 더 그렇다. 이럴 경우 치유자는 부모처럼 사랑으로 보살피는 방식으로 치유 방식에 변화를 주어야 한다. 적절한 행위에 대한 요구와 사랑이 결합된 방식 말이다.

건강한 어머니가 대지의 대변자라면, 건강한 아버지는 사회의 대변자로서 타인들의 요구를 아이에게 보여주는 인물이다. 타인이나 자신을 대하는 환자의 태도가 확실히 잘못되어 있어도 치유자는 가슴을 닫지 않는다. 대신에 가슴을 열고 분명하고 간단하게 이렇게 말할 것이다. "그만두어야 합니다." "다시는 그러면 안 됩니다."

대부분의 사람들은 화난 목소리로 혹은 최소한 가슴을 닫은 채로 다른 누군가에게 선한 행위를 하라고 요구한다. 이는 대부분의 경우 즉각적인 방어만 유발시킨다. 개중에는 수치심이나 굴욕감을 심어주는 경우도 있다. 이런 식으로 변화를 요구하는 것은 물론 편리하다. 그러나 장기적으로는 결코 건강한 방식이라 할 수 없다.

진정한 치유자는 열린 가슴으로 사랑의 에너지를 제한적인 환경과 결합시킨다. 즉 올바른 행위를 요구하지만 결코 화를 내며 변화를 요구하지는 않는다. 이런 방식으로 한다면 몇 년씩 계속되어 온 고질적인 행위일지라도 변화시킬 수 있다.

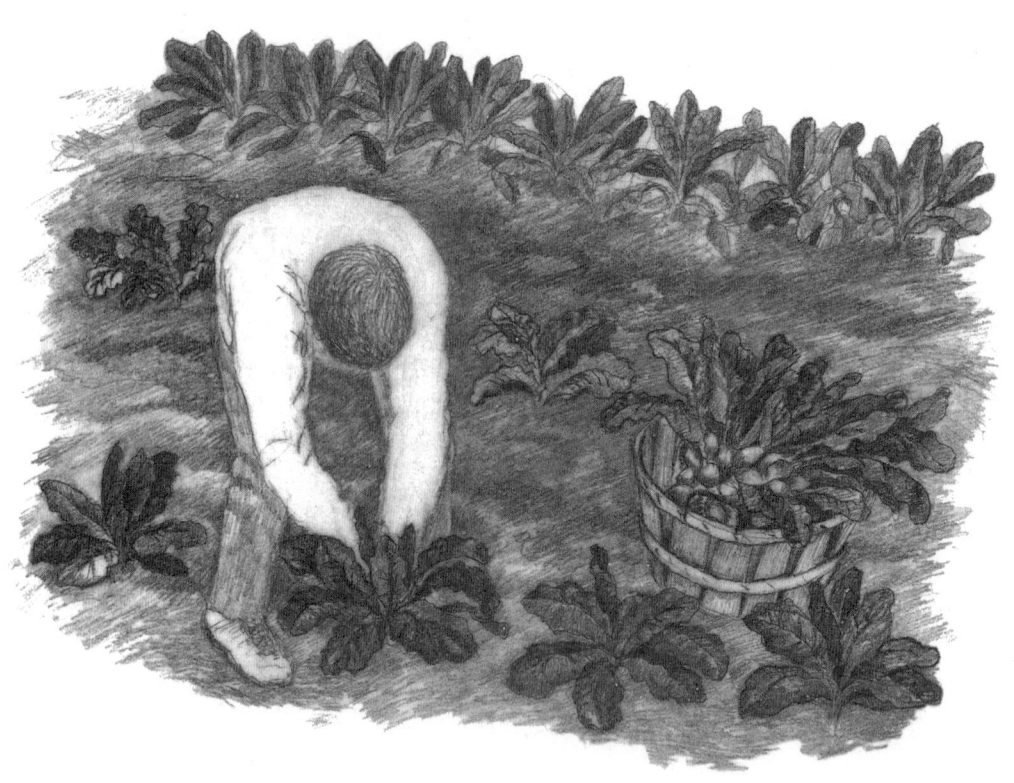

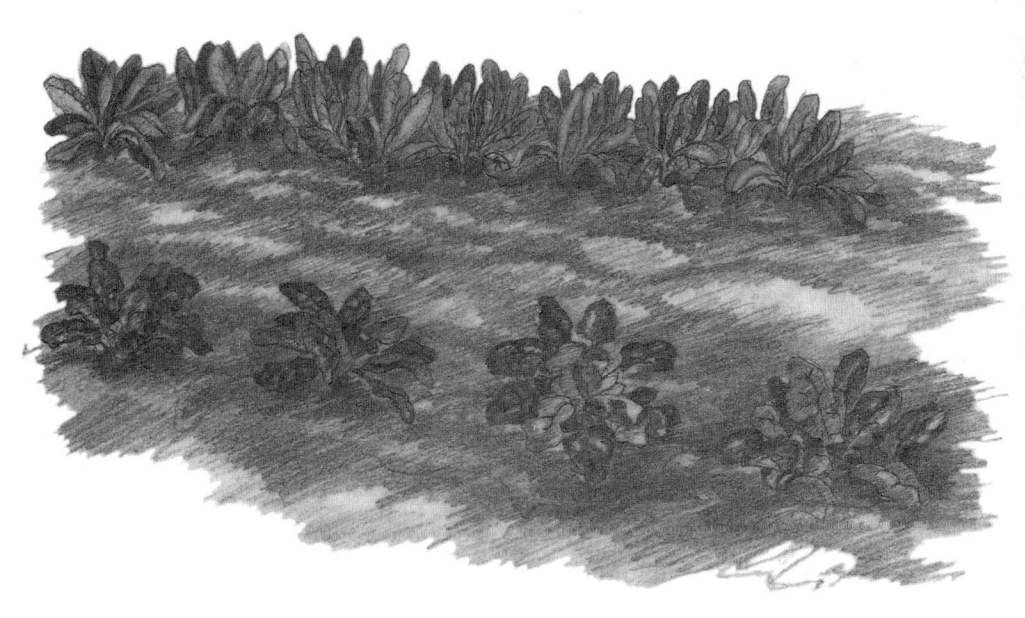

29. 치유자의 앎의 방식

불충분한 정보들을 조합해서 체계적인 패턴으로 정립하는 것이 이론화 작업이다. 그러므로 이론의 목적은 자연의 법칙과 그 예측 가능성을 발견하는 것이다.

기존의 의학이나 심리학에서의 이론화 작업이 물론 도움이 될 때도 있다. 그러나 다분히 공론에 그치는 면이 더 많다. 훌륭한 치유자는 이론적이기보다는 설명적 혹은 상관적이다. 요컨대 증상과 에너지 사이의 연관성을 설명해 줄 수 있어야 한다.

일단 유능한 치유자가 되면 자신의 작업을 인도해 주는 이론을 거의 필요로 하지 않게 된다. 그 대신 환자의 잘못된 에너지 패턴에 초점을 맞춘 뒤 자신의 사랑과 활력을 가지고 그 에너지에 반응하는 방식으로 치유를 한다. 때문에 증상의 원인을 모르는 경우라도 성공적으로 치유를 할 수 있다.

그렇다면 치유자는 어떤 통로로 정보를 얻어내는가? 치유자는 자신의 에너지 흐름 속에 있는 두 개의 장소, 즉 네 번째 차크라와 여섯

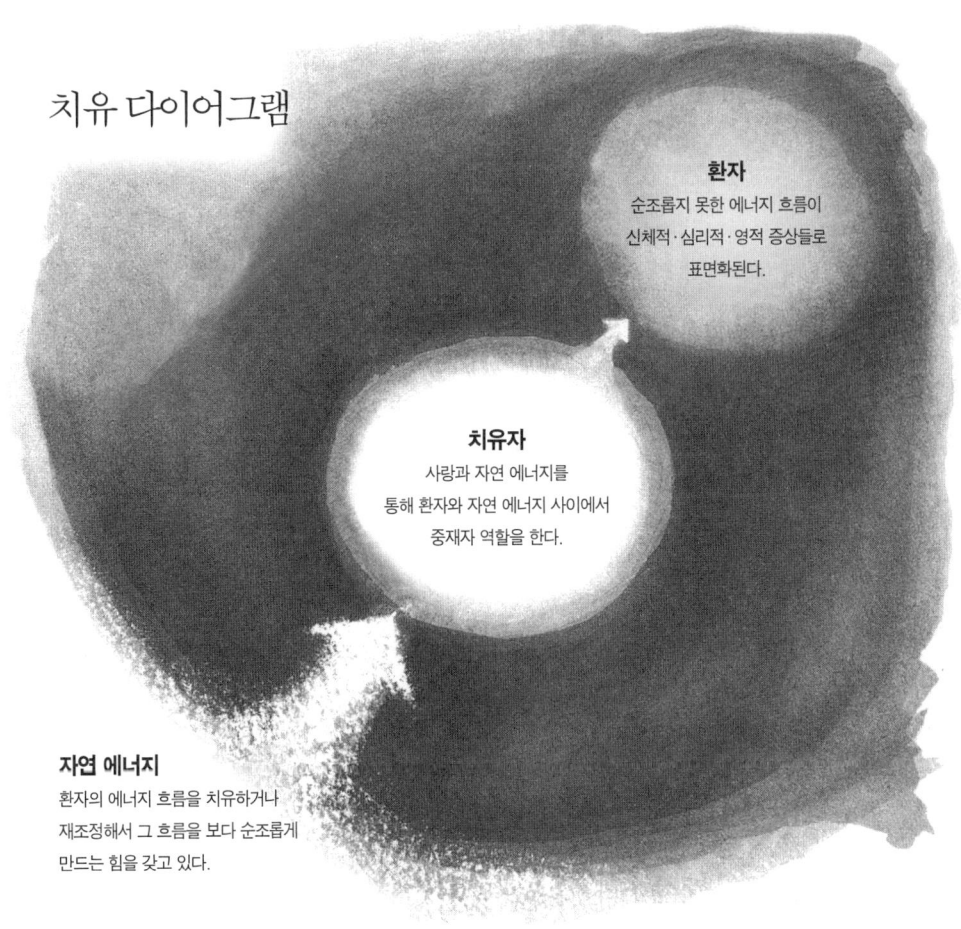

치유 다이어그램

환자
순조롭지 못한 에너지 흐름이 신체적·심리적·영적 증상들로 표면화된다.

치유자
사랑과 자연 에너지를 통해 환자와 자연 에너지 사이에서 중재자 역할을 한다.

자연 에너지
환자의 에너지 흐름을 치유하거나 재조정해서 그 흐름을 보다 순조롭게 만드는 힘을 갖고 있다.

번째 차크라를 통해 정보를 얻어낸다. 여섯 번째 차크라는 머리로는 얻을 수 없는 정보에 다가갈 수 있는 에너지 센터이다. 하지만 이는 지혜와는 다르다. 그렇다면 이 정보는 확실한 것일까? 물론 아닐 수도 있다. 여섯 번째 차크라 역시 특정한 사람을 구성하는 일부이므로, 그 정보도 마찬가지로 그 사람의 인성이나 요구에 따라 한정될 수 있기 때문이다. 앎의 또 다른 통로인 네 번째 차크라에는 특별한 면이 있다. 네 번째 차크라는 바로 가슴에 있기 때문에, 사랑과 연민의 마음에 의해 그 정보가 채색될 수 있다는 점이 바로 그것이다. 그러므로 치유자의 앎의 방식은 물론 경험적인 앎의 방식 역시 제한점이 있다는 것을 이해하고 있어야 한다.

직관적인 것이든 경험적인 것이든 앎은 결코 절대적일 수 없다. 그만큼 앎의 방식은 다양하다. 용감한 사람이라면 진리를 향해 추구해 가는 과정에서 이 점을 인정하여, 과학적인 방식이 인류에게 궁극적인 승리를 안겨줄 수 있다는 20세기적 신화에 도전할 줄 알아야 한다.

치유를 위해 비의적인 믿음이나 동양적 우주론, 종교적인 도그마나 의식을 사용할 필요는 없다. 그냥 실재를 있는 그대로 인식할 수 있기만 하면 된다. 그러나 치유자 자신의 에너지 흐름이 최상의 상태가 아니라면, 몸이나 마음의 질병으로 인해 에너지 흐름에 장애가 있다면, 에너지를 분명하게 감지하기는 어려울 것이다. 치유자가 자연 에너지에 대한 자신의 경험을 불신하고, 그 대신 이론이나 다른 사람들에게서 습득한 믿음 체계를 더 신봉할 경우에도 마찬가지로 어려움이 있을 수 있다. 에너지를 왜곡 없이 받아들이고 싶다면, 치유자는 우선 건강하고 소박한 삶의 방식을 지향해야 하며, 이런 정보를 이기적이거나 사악한 목적에 악용할 마음을 먹지 말아야 한다.

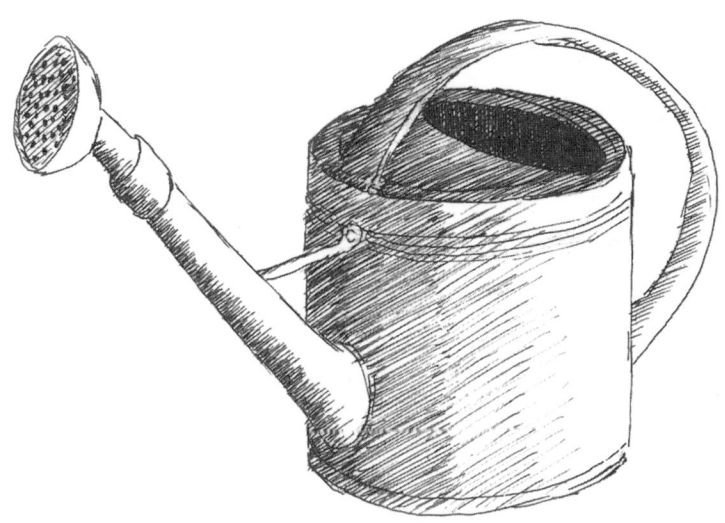

30. 자연 에너지를 느낀다는 것

자연 에너지는 과연 어떤 것일까? 삶을 구성하는 이 근본적인 실재를 말로는 적절하게 설명하기 힘들다. 오직 경험을 통해서만 알 수 있는 것이기 때문이다. 그러므로 자연 에너지를 실제로 경험해 보기 전에는 관습적이거나 이론적인 믿음밖에 가질 수가 없다. 하지만 아무리 정교한 이론도 내가 아닌 다른 누군가의 경험에 지나지 않는다.

치유자에게는 자연 에너지와의 결합을 통해 타인들의 삶을 향상시켜 줄 수 있는 능력이 있다. 그리고 자연 에너지와 결합하는 것은 궁극의 경험에 참여하는 것이나 마찬가지이다. 삶을 보다 행복하게 꽃피우도록 누군가를 돕는 것은 그를 둘러싼 모든 사람의 삶을 향상시켜 주는 것이나 다름없기 때문이다. 누구 한 사람이라도 치유를 통해 더 건강한 행위를 실천하게 된다면, 온 세상이 더불어 더욱 살기 좋은 곳으로 변화할 것이다.

문제로 점철된 이 사회가 중대한 변화를 경험하려면, 분명 많은 치유가 일어나야 한다. 상업과 테크놀로지가 주도하는 이 인조 고무 같은 세계에 함몰되어 있는 이들은 잘 모르겠지만, 이런 치유를 이루는 길은 오직 하나, 자연 에너지를 이용하는 것뿐이다.

우리에게 생명을 제공하는 환경과의 상호 작용, 즉 자연 에너지에 대한 경험은 치유자는 물론 의사나 간호사, 교사, 부모, 매니저 등 삶을 향상시키고자 하는 이라면 누구든 갖추어야 할 준비 사항의 하나이다. 자연 에너지에 대한 경험이 없으면 곧 활기를 잃고, 그로 인해 삶에 대한 낙천성과 열정까지 잃어버릴 것이기 때문이다.

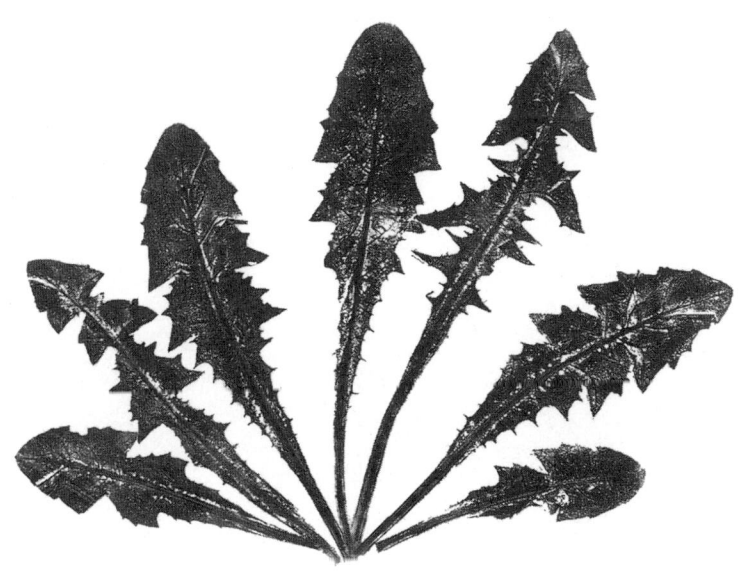

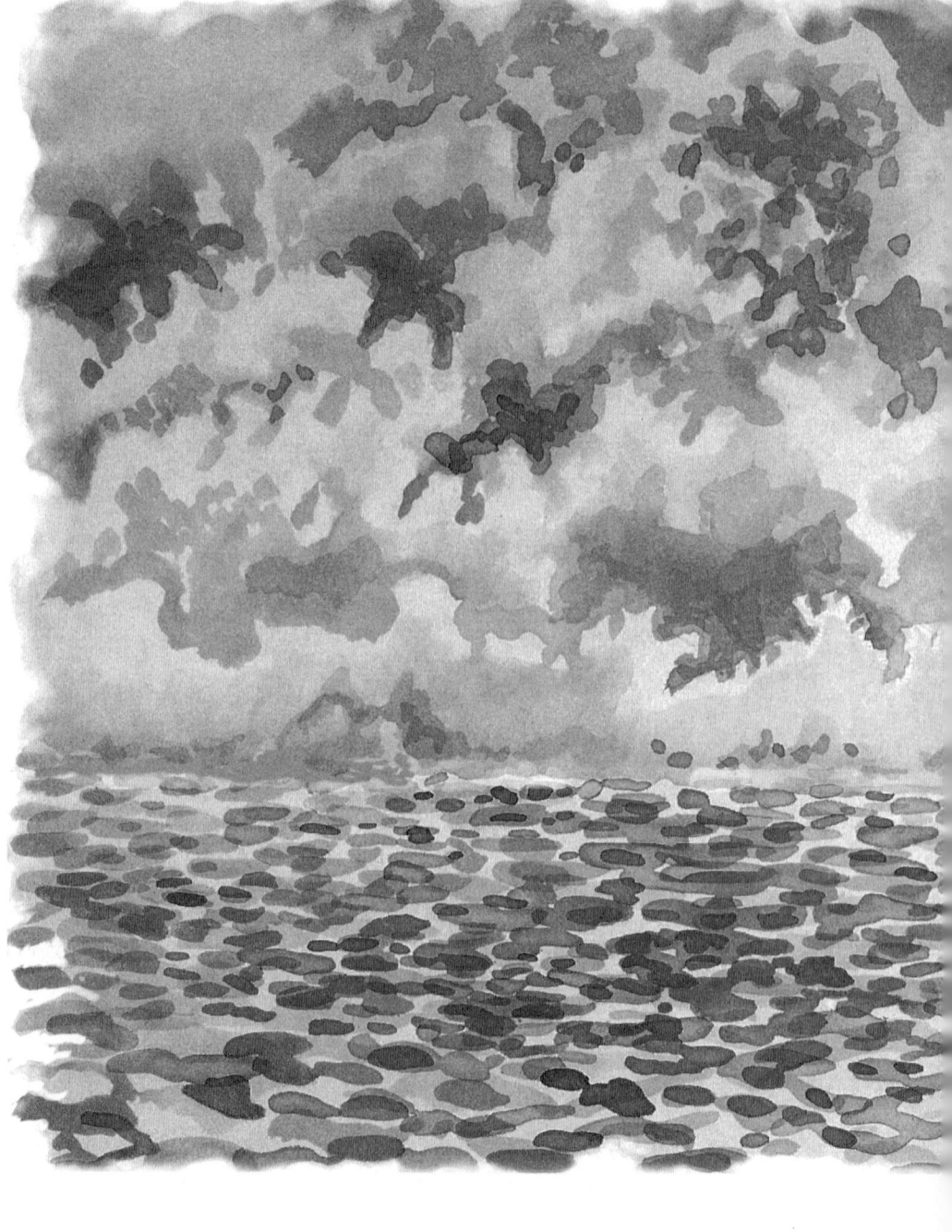

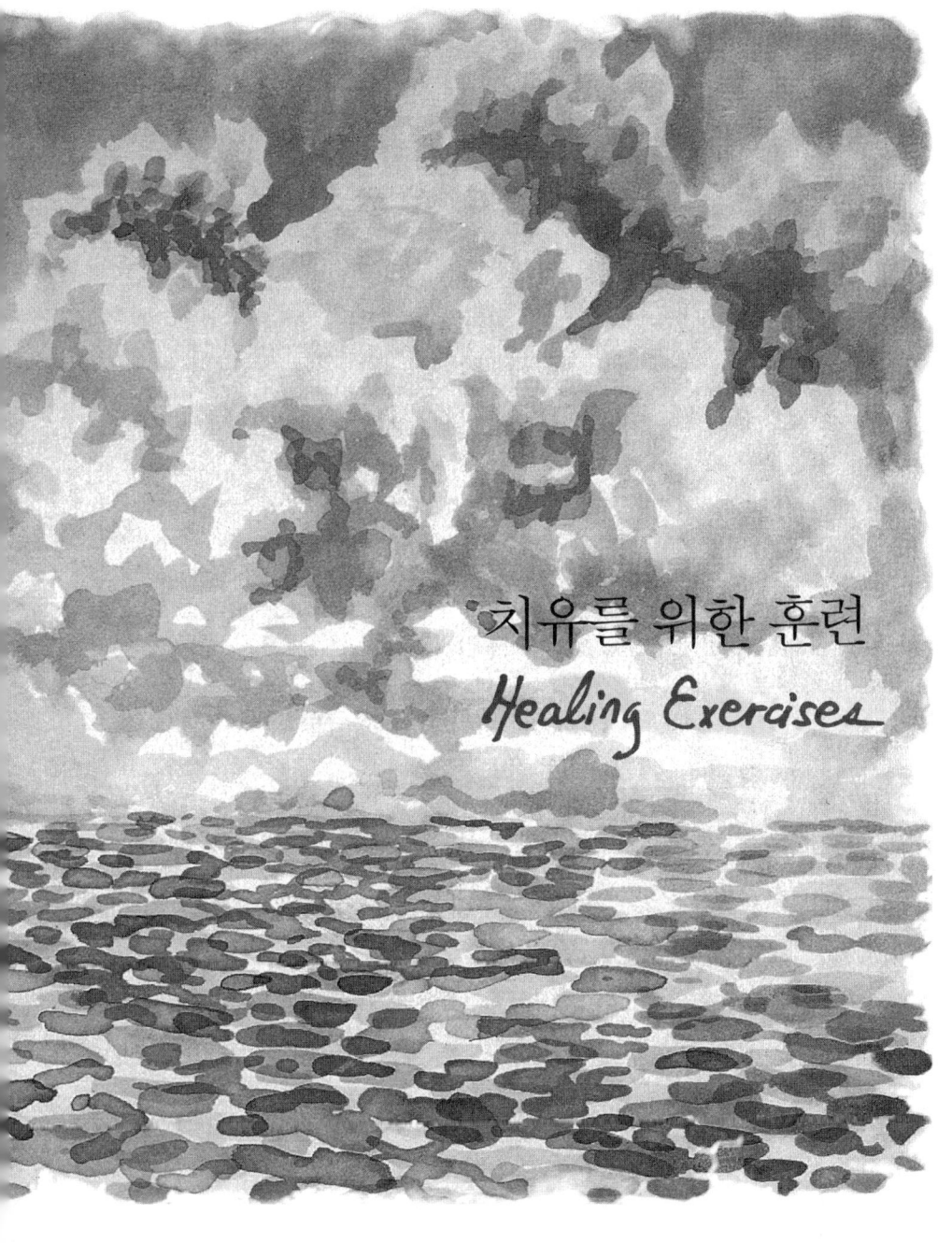

치유를 위한 훈련
Healing Exercises

1. 사전에 알아둘 몇 가지

치유 훈련을 익히는 것은 운동 경기를 배우는 것과 같다. 그러므로 이미 그 기술이 탁월한 사람과 함께 익히는 것이 이상적이다. 이것이 불가능할 경우에는 차선책으로 파트너를 선택하는 것도 좋다. 진정한 의미에서 자신에게 필요한 에너지를 끌어당길 수 있기 때문이다. 파트너는 건강하고 상식이 있으며 평화로운 사람이 좋다. 그리고 일반적으로 남성에 비해 여성이 자연 에너지에 더 쉽게 다가갈 수 있으므로 여성을 파트너로 선택하는 편이 낫다.

이런 훈련을 통해 삶을 변화시키려면 무엇보다도 집중해야 한다는 점을 잊지 말아야 한다. 집중 없이 그냥 하면 편하고 즐겁기야 하겠지만 원하는 치유 효과는 거두기 힘들다.

다음과 같은 상황에서는 훈련을 안 하는 것이 좋다. 하고 싶지 않을 때, 화가 났을 때, 의지력이나 인내를 발휘해야 할 때 등이다. 이런 상황에서 훈련을 하면 교감 신경계의 활동을 자극하게 되고, 그렇게 되면 결국 이런 훈련은 물론 다른 건강 활동으로 얻을 수 있는 이점들을 몰아내는 꼴이 될 것이다.

매일매일의 경험을 일기로 쓴다. 말이나 그림, 도표, 차트, 색깔을 이용하는 것도 좋다. 일기를 쓰면 새로운 정보를 처리하는 데 도움이 될 뿐만 아니라 훈련과 관련이 있는 몸과 마음의 변화들을 충분히 이해하게 된다.

그렇다면 각각의 훈련은 얼마 동안 하는 것이 가장 효과적일까? 길게 한다고 반드시 좋은 것은 아니다. 편안하게 집중할 수 있을 때까지만 하는 것이 한 가지 기준이다. 또 다른 기준은, 더 이상 훈련이 즐겁지 않을 때에는 과감히 멈추는 것이다. 마지막 기준은(3주가 지난 후에) 충분하다는 느낌이 들 때까지 하는 것이다. 그 충분한 때가 언제인지는 경험으로 알 수 있다. 그때가 되면 몸으로 완벽하다는 느낌이 들기 때문이다.

빛의 학교가 있는 오하이오 주 클리블랜드는 일년에 6개월은 날씨가 춥다. 때문에 이곳에서는 거의 모든 학생이 플라스틱 시트나 운동 매트, 슬리핑백 매트리스 위에서 훈련을 한다. 이 인조 합성 물질로 인해 막대한 양의 자연 에너지가 차단되면 어쩌나 걱정할 필요는 없다. 물론 최소한의 손실—불편함으로 인해 몸이 경직되고, 결과적으로 자연 에너지를 받아들일 수 있는 능력이 저하된다—은 있을 것이다. 그러나 추위나 습기로 인한 에너지의 손실에는 미치지 못한다.

훈련을 하는 동안 거의 몸을 움직이는 일이 없으므로, 옷은 실제보다 훨씬 더 춥다고 생각하고 껴입어야 한다. 비옷이나 스키복을 입는 것도 좋은 방법이다. 아침에 일어나자마자 훈련을 하는 것이 좋지만, 원하지 않거나 상황이 허락하지 않을 경우에는 다른 시간을 찾아서 해도 좋다. 그리고 비교적 덜 엄중한 규칙이지만, 피곤하지 않을 때에 하는 것이 좋다. 이웃들이 훈련을 하는 이유를 궁금해 할 경우에는 그들을 불러 함께 훈련을 하거나 "요가와 같은 건강 명상법"의 하나라고 설명해 준다.

이 훈련들은 거의 모두 야외에서 해야 한다. 에너지 흐름을 향상시키려면 에너지의 근원, 즉 자연 속으로 나아가야 하기 때문이다.

몸이 아프거나 통증이 있을 경우에는 이 훈련들이 더 중요하다. 훈련은 하루에 두 번씩 하는 것이 가장 이상적이다. 우리 사회는 병자들은 반드시 실내에 있어야지 밖으로 나가면 병세가 악화될 것이라는 잘못된 믿음을 갖고 있다. 하지만 사실은 이와 정반대이다. 그러므로 몸이 안 좋다고 밖으로 나가는 것을 두려워할 필요는 없다. 우리 몸을 다시 건강하게 만들어줄 에너지에 다가갈 수 있는 곳은 바로 야외니까 말이다.

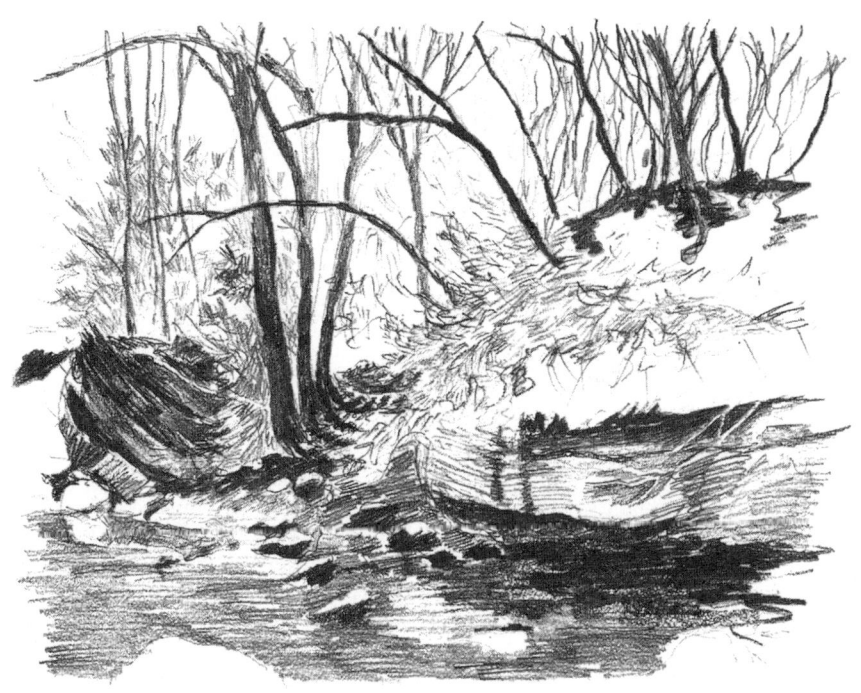

2. 땅 위에 눕기

에너지의 보고에 다가서는 첫 번째 단계는 가장 크고 주요한 에너지의 근원, 즉 땅에 집중하는 것이다. 땅은 우리에게 먹을 것을 주고 힘을 실어주며 치유를 해주는 지속적인 에너지의 흐름이다. 그러므로 건강을 원한다면 매일 마음을 모아 땅과 만나야 한다.

훈련 1 등을 땅에 대고 눕는다. 날씨가 춥거나 축축할 때에는 담요나 슬리핑백, 플라스틱 깔개를 이용한다. 마음을 차분히 가라앉히고 땅바닥에 닿는 척추의 감각에 집중한다. 이때에 척추는 힘을 빼고 편안하게 이완시켜, 땅 속으로 축 늘어뜨리는 것이 좋다. 척추를 이완시키는 이 기술이야말로 긴장 완화에 가장 효과적이다. 이렇게 하면 근육의 많은 부분이 이완되어 대부분의 기관들이 보다 건강하게 제자리를 잡는다. 척추를 여러 부분으로—예를 들어 골반과 척추 아랫부분, 허리, 척추 윗부분, 목, 머리—나누어 각각의 부위에 의식을 집중하면 더욱 쉽게 이 훈련을 할 수 있다.

훈련 2 며칠 동안 '훈련 1'을 한 뒤에는 척추를 '통해' 대지에 의식을 집중한다. 척추를 통해서 땅 속 깊은 곳까지 내려가거나 볼 수 있다는 마음으로 말이다. 척추는 우리의 생명 에너지가 흐르는 가장 중심적인 통로이기 때문에 대지와 쉽게 교감할 수 있다. 훈련 시간은 각자의 집중 시간에 따라 결정한다. 매일 이 훈련을 하면 집중할 수 있는 시간도 그만큼 늘어날 것이다. 이 훈련 역시 척추를 여러 부분으로 나누어 실시하는 것이 더 쉽다.

편안하게 이완된 척추를 통해 땅 속으로 의식을 집중하는 훈련을 며칠 동안 지속한 뒤에는, 땅 속 더 깊은 곳까지 집중력을 확장시켜 더 먼 곳까지 느껴보도록 한다. 하루가 다르게 그 능력이 향상될 것이다. 더불어 의식을 집중한 채로 누워 있는 시간도 더욱 길어질 것이다.

이 훈련을 하면, 쓸모 없는 에너지를 땅 속으로 쏟아버림으로써 마음을 평온히 다스릴 수 있게 된다. 동시에 아주 개인적이고도 친근한 방식으로 대지를 경험하게 된다. 대부분의 경우에는 땅 속으로 '들어가는' 듯한 느낌을 받는다. 이 평온하고도 고요한 경험이야말로 하루를 열고 닫는 최고의 길이라는 걸 느낄 것이다. 이 훈련은 한

달간 지속한다.

이 훈련은 물론 다른 훈련을 할 때에도 날씨를 걱정할 필요는 없다. 옷을 따스하게 입고, 비나 눈이 올 경우에는 담요나 플라스틱 깔개를 이용하면 된다. 온화한 기후에서는 얻을 수 없는 아주 특별한 깨달음을 얻을 것이다. 비가 오나 눈이 오나 춥거나 덥거나 땅 위에 편안히 눕는 경험을 해보기 전에는 자연이 참으로 안전하다는 것을 깊이 깨닫지 못한다.

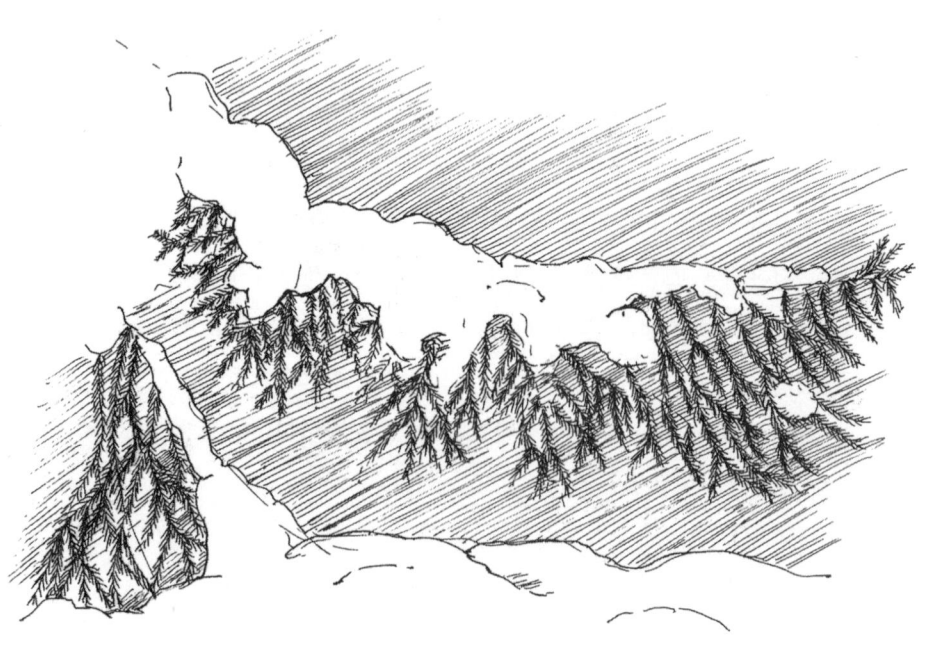

3. 땅 위에 서기

훈련 3 선 채로 발을 통해 땅의 에너지와 교감하는 것 역시 치유자가 되고픈 이는 물론 건강을 바라는 이들에게 아주 중요한 기술의 하나이다. 먼저 신발을 벗고 풀이나 맨땅 위에 조용히 선다. 발이 너무 추우면 신발을 신어도 좋다. 그래도 효과는 여전하다. 침묵 속에서 맨발로 땅 위에 서보는 것은 아주 좋은 출발이다. 1, 2분 동안 이런 자세를 유지한다.

다음 단계는 서 있는 동안 발바닥에 닿는 땅의 느낌에 의식을 집중하는 것이다. 발바닥의 감각에 의식을 온전히 집중해야 한다. 집중력이 흐트러질 때에는 조용히 발가락을 꼬아본다. 땅과의 교감을 발달시키는 아주 좋은 방법이다. 물론 이때에도 역시 집중해야 한다.

이 훈련을 할 때에는 발을 부드럽게 하거나, 발을 벌리거나, 발을 땅 속으로 누르거나, 발을 땅 속에 묻거나 하는 식으로 매일 약간씩 다르게 집중의 방향을 돌린다. 말로 지시를 하지 않아도 집중을 잘하는 이들이 있다. 이들은 오로지 발의 감각에만 의식을 집중한다.

훈련 4 1, 2주일이 지난 후에는 훈련의 난이도를 한 단계 높인다. 침묵 속에 맨발로 서서 발바닥을 통해 마치 빛줄기처럼 땅 속으로 의식을 집중하는 것이다. 규칙적으로 집중력을 갖고 실행하면 다른 어떤 에너지 훈련보다도 이 훈련을 통해 더 많은 힘을 얻을 수 있다.

발바닥을 통해 땅 속으로 의식을 집중하면, 더 쉽게 우리의 몸을 땅 에너지로 채울 수 있다. 우리의 몸이 생명의 근원과 연결되면서 자연스럽고도 자발적인 과정이 일어나기 때문이다. 이 훈련을 완벽하게 익히는 데 시간은 그리 중요하지 않다. 각자가 서로 다른 배움의 과정 속에 있기 때문에 타인들과 비교하는 것은 별 의미가 없다.

물론 처음에는 몸이 에너지로 가득 차는 느낌이 별로 안 들 것이다. 그러나 며칠간이라도 집중해서 하다 보면 변화를 감지하게 된다. 발과 다리, 그리고 상체 순으로 그 변화의 감각이 느껴질 것이다. 이런 느낌은 간지러움이나 발열, 차분함, 충만감, 즐거움, 이완감, 확장의 느낌이나 진동으로 찾아온다. 하지만 누구나 똑같이 이런 감각을 민감하게 느끼는 것은 아니다. 또 이런 감각의 정도가 성공의 정도를 반영하는 것도 아니다. 인성이나 몸의 구조, 식습관, 때로는 몸 속에 있는 약물에 따라 이런 감각의 정도가 달라진다.

날마다 하루에도 여러 번씩 이 훈련을 해야 한다는 것은 말할 필요가 없다. 에너지 흐름을 강화시키고 싶을 때에는 언제든 이 훈련을 한다. 아침에 눈을 떴을 때나 식곤증이 몰려올 때 통증이나 두려움이 일 때 등등.

그러나 발을 통해 먼저 자신의 몸을 에너지로 가득 채우지 않은 상태에서는 기존의 의술이든 에너지 치유 방식이든 그 어떤 식으로도 치유를 해서는 안 된다. 절대 금물이다. 자신의 몸을 땅의 에너지로 가득 채우지 않은 상태에서 치유를 하는 것은 광대한 땅 에너지가 아닌 자신의 미약한 힘으로 치유를 하는 것이기 때문이다. 이러다 보면 결국 자신의 에너지만 고갈되고, 자주 반복될 경우 병에 걸리고 만다.

발바닥을 통해 땅 속으로 의식을 집중하는 이 훈련은 실내에서 해도 좋다. 낮 동안 더 많은 에너지가 필요할 경우 이 시각화 훈련을 하면 많은 변화들을 경험할 것이다. 실내 훈련도 에너지를 증가시키기 때문이다. 그러나 치유 효과를 얻고 싶다면 야외에서 이 훈련을 하는 것이 더 좋다.

4. 발, 건강, 그리고 치유

발은 생명의 근원인 땅 에너지와의 주요한 연결체이다. 그러므로 발을 이용한 훈련들은 에너지 흡수와 쓸모 없는 에너지의 방출, 몸 전체의 기능에 커다란 영향을 미친다.

몸의 모든 기관과 차크라를 관통하는 에너지의 흐름은 발에서 시작되어 발에서 끝난다. 때문에 발은 각각의 부위에서 발산된 쓸모 없는 에너지도 방출시켜 준다.

그러나 땅과의 교감보다는 인간의 발명 능력과 패션을 더욱 중시하게 되면서 아주 중요한 무언가가 뒤틀리기 시작했다. 발과의 조화를 무시한 신발류가 인간과 대지와의 교감을, 나아가 몸의 건강한 움직임을 방해하기 시작한 것이다.

발은 그만의 자연스러운 움직임을 갖고 있는데, 신발을 신은 상태에서는 이를 경험할 수 없다. 울퉁불퉁한 지표면을 맨발로 걸을 때에만 이를 경험할 수 있다. 우리의 발가락은 한 걸음이 끝날 때마다 자연스럽게 뻗어났다가 땅을 박차게 되어 있는데, 발가락을 옥죄는 신발을 신은 상태에서는 발가락이 이런 자연스러운 움직임을 보이기도 전에 거의 대부분 걸음을 끝내게 되기 때문이다.

요즈음에는 물론 맨발로 걸어다니기가 힘들다. 이처럼 발을 자유롭게 움직일 수 없는 상황에서는 일부러 배우지 않는 한 발을 적절하게 움직이는 법을 터득할 수 없다. 그러므로 발을 유연하고 강하며 힘차고 적절하게 움직이는 법을 배워야 한다. 잘 훈련받은 댄서에게서 익힐 수 있는 여러 가지 훈련, 예컨대 맨발로 걷기나 발 마사지 등의 훈련을 하면 그 방법을 터득할 수 있다. 발을 자유자재로 움직일 수 있게 되면 신발을 선택하는 일도 한결 쉬워진다.

가능한 대로 자주 맨발로 걸어다니고, 매일 의식을 집중한 채 땅 위에 서 있는 훈련을 통해 쓸모 없는 에너지를 정화시켜야 한다. 마지막으로 매일 야외에서 춤을 추거나 걷거나 뛰거나 놀거나 운동을 하는 시간을 갖는다. 매일 야외에서의 활동을 갖지 않으면 건강은 지킬 수 없다.

위에서 설명한 준비를 마친 후에는 발가락의 감각들에 의식을 집중한 채 매일 명상 상태에서 걷기를 한다. 경사진 곳을 걸으면 발가락의 감각들이 더욱 섬세하게 느껴질 것이다.

이 훈련을 하면 걸을 때의 다리와 몸통 근육들의 움직임이 크게 교정된다. 발가락의 활동 증가로 인해 회요근ileo-psoas이 활성화되기 때문이다.(해부학 도표에서 이 근육들을 찾아보면 이 근육들이 어떤 식으로 인체의 움직임과 내부 힘의 주요 원천이 되는지 알 것이다.)

우리는 땅과 첫 번째 차크라와의 세 가지 연결점, 즉 발과 무릎, 엉덩이를 통해 존재한다. 발은 그러므로 에너지의 본질에 다가가는 통로이다. 발을 통해 비로소 자연 에너지의 힘과 건강함 속으로 들어갈 수 있는 것이다.

5. 나무 곁에 서기

지금까지 선 자세로 땅과 교감하는 몇 가지 방법을 익혔다. 이제는 한 단계 더 나아가 나무를 통해 에너지를 얻는 방법을 배워보자.

나무는 땅의 에너지에 다가가, 자신의 몸을 통해 땅 에너지를 위로 끌어올리는 데 대단히 뛰어나다. 우리와는 분명 다른 생명체이지만, 더불어 배울 수 있는 스승의 자격을 충분히 갖추고 있다. 모든 유기체들이 땅의 에너지를 공유하고 있기 때문이다. 모든 나무가 다 수직적인 에너지 흐름에 뛰어나지만, 유난히 더 강한 나무가 있다. 키가 크고 곧은 낙엽송들이 바로 그렇다.

훈련 5 고요히 나무를 마주하고 선다. 팔을 뻗으면 닿을 거리까지 다가가 '훈련 4'를 한다. 그런 다음엔 뒤로 물러나 몸의 감각들과 감정 상태에 집중한 채 나무 주변을 천천히 걷는다.

훈련 6 몇 분이 지나면 나무를 향해 등을 돌린 자세로 위와 똑같은 훈련을 되풀이한다. 이때 나무를 만지거나 나무에 기대서는 안 된다. 우리 몸의 에너지처럼 나무의 에너지 역시 그 신체적인 구조 바깥으로 잘 확장되기 때문이다. 일기장에 이 두 가지 형태의 훈련을 묘사하고 비교하는 난을 만든다.

다시 그 나무를 찾아 위의 두 가지 훈련을 되풀이한다. 그런 다음 가능한 한 오랜 동안 그 자리에 서서 침묵한다. 혼자 있을 때보다는 나무와 함께 할 때에 더 쉽게 침묵을 유지할 수 있다.

다른 날, 앉은 자세로 이 훈련을 반복한다. 그리고 서서 했을 때와 앉은 자세로 했을 때를 비교해 본다. 항상 선 자세로 훈련을 할 필요는 없다. 나무의 에너지가 우리의 에너지보다 훨씬 크므로, 훈련에 성공하기 위해 이 나무의 에너지에 의존할 수도 있기 때문이다.

6. 다양한 지표면 위에 서보기

훈련 7 먼저 실내에서 서서 하는 훈련을 한 뒤 야외로 나가 이를 반복한다. 두 경우를 비교해 본 다음, 다양한 토양과 지표면을 찾아, 서서 하는 훈련을 한다. 그리고 그 각각의 경험을 비교한다. 바위나 진흙, 표토, 이끼, 모래 위 어디든 좋다. 이 다양한 표면 물질들의 차이에 집중하다 보면, 에너지에 대한 감지도 그만큼 섬세해질 것이다. 또한 이 다양한 형태의 대지는 서로 다른 선물을 제공하면서 다양한 자원을 드러낼 것이다. 일단 그 차이를 인식하고 나면 숲이나 늪지, 들판, 언덕, 골짜기 등 다양한 지역에서 서서 하는 훈련을 해본다. 그리고 그 각각의 경험을 비교해 본다.

특별히 서 있고 싶은 마음이 드는 곳을 찾는다. 이곳에 특히 끌리는 이유는 무엇인지 잘 생각해 본다.

훈련 8 서서 하는 훈련을 한 후에 자신이 좋아하는 땅의 흙을 한 움큼 퍼서 가슴 한가운데에 갖다댄다. 그리고 가슴과 흙이 만나는 지점의 감각에 의식을 집중한다. 몇 분 동안 고요히 그 상태를 유지한다. 가슴에서 어떤 느낌이 드는가? 감정에는 어떤 변화가 생기는가? 전체적으로 자신의 에너지 상태에 어떤 변화가 일어나고 있는가? 어떤 곳에서 이 훈련을 반복하고 싶은가? 이 훈련을 통해 어느 부분이 치유될 수 있을까?

일주일 동안 매일 자신이 좋아하는 지표면 위에 서서 이 훈련을 한다. 그 다음에는 그곳의 흙을 퍼서 가슴에 갖다댄 채 명상에 잠긴다. 이 훈련이 하루를 시작하는 데에 어떤 영향을 미치는지 잘 살펴본다.

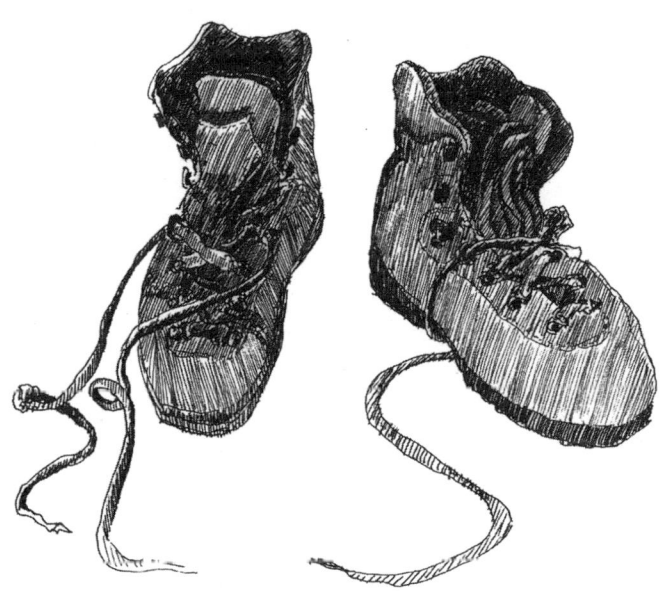

7. 부정적인 에너지를 정화하기

정화는 자신의 타고난 에너지와 어울리지 않는 진동수의 에너지를 자신에게서 몰아내는 것이다.

우리 개개인은 여러 가지 진동수를 가진 에너지로 이루어져 있다. 이 중에는 다른 사람에게는 좋을지 몰라도 나에게는 해로운 영향을 미치는 진동수의 에너지도 있다. 이런 에너지는 효율성을 떨어뜨려 결국은 병을 일으킨다. 그런가 하면 누구에게나 부정적인 영향을 주는 낮은 진동수의 에너지도 있다. 이런 에너지는 부정적인 감정이나 마약, 건강에 해로운 음식, 환경 오염 등의 결과로 발생한다.

항상 건강하고 원만한 에너지 흐름을 유지하려면 매일 자신의 에너지를 정화하는 법을 배워야 한다. 다음은 에너지를 정화하는 방법들이다.

훈련 9 땅 위에 누워 지표면과 차크라의 뒷부분이 만나는 지점에 의식을 집중함으로써 한 번에 하나씩 차크라들을 정화시켜 나아간다. 변화가 눈에 보이거나 감지될 때까지 이를 반복한다. 단 일곱 번째 차크라는 굳이 정화시키지 않아도 된다. 일곱 번째 차크라는 우리 몸에서 굴뚝과 같은 역할을 하는 곳으로 그 스스로 정화 작용을 하기 때문이다.

훈련 10 등을 나무에 댄 채 위와 똑같이 반복한다. 최상의 결과를 얻으려면 정화 운동을 하기 전과 후에 서서 하는 훈련을 시행한다.

여섯 번째 차크라를 정화하는 것으로 '훈련 9'와 '훈련 10'을 시작한다. 몸의 나머지 부분을 조절하는 것이 바로 여섯 번째 차크라이기 때문에, 이 차크라를 먼저 정화시키면 다른 차크라들도 더욱 효과적으로 정화시킬 수 있다. 그 다음에는 첫 번째 차크라에서부터 위로 올라가면서 차례로 각 차크라들을 정화시킨다.

걱정되는 부분이 한 곳일 경우에는 그 차크라만 정화시킬 수도 있다. 예를 들어 눈이 충혈된 경우에는 여섯 번째 차크라만 정화시키면 된다.

강도 높은 운동은 특히 정화 작용에 도움이 된다. 차크라의 움직임 (차크라는 늘 움직이고 있다)을 더욱 증가시키기 때문이다. 대대적인 정화가 필요하다는 생각이 들 경우에는 위에서 설명한 훈련들을 한 뒤에 춤을 추거나 달리기를 한다.

다른 사람의 치유에 참여한 이후에는 언제나 스스로를 정화시켜야 한다. 에너지 운용 기술이 아무리 뛰어나도, 타인이 방출한 쓸모 없는 에너지에 어떤 식으로든 부정적 영향을 받을 수 있기 때문이다.

치유를 하는 곳이 어디든 촛불을 켜두거나 난로에 불을 지펴두는 것도 도움이 된다. 그러면 거의 모든 종류의 쓸모 없는 에너지들이 연소되어 버린다. 그러나 더욱 좋은 방법은 땅이 청소를 대신할 수 있도록 야외에서 치유를 하는 것이다.

술은 쓸모 없는 에너지를 '끌어들이므로', 치유를 하는 곳에는 절대 마개를 딴 술병을 두지 말아야 한다.

8. 겨울에 훈련하기

사람들은 대부분 추위를 두려워한다. 그러나 매일 이 훈련을 하면 날씨가 어떻든 언제나 땅 위에서 편안함을 느낄 것이다. 두려움은 건강의 선결 조건인 평온한 마음을 방해하므로 이 훈련은 특히 중요하다.

훈련 11 기온이 내려가면서 땅이 얼어붙기 시작하면 밖으로 나가 신발과 양말을 벗는다. 그런 다음 고요히 서서 발을 통해 땅 아래로 의식을 집중한다. 발에 어떤 감각이 느껴지는가? 에너지의 흐름이 체온에 어떤 영향을 미치는가? 추운 날씨에 높은 체온을 유지한다는 것에 대해서 어떤 생각이 드는가?

첫눈이 내릴 때까지 맨발로 매일 이 훈련을 한다. 어느 정도 성공을 거두고 나면 눈 위에서도 이 훈련을 해본다. 힘들 때에는 매일 눈 속에서 일상을 영위해 나아가는 사람들도 있다는 것을 떠올린다. 몸이 불편할 때에는 겨울에 신발을 신고 서서 하는 훈련을 한다. 덧신을 신고 편안하게 서 있을 때보다는 추위로 몸이 움츠러들 때 더 많은 에너지가 빠져나가기 때문이다.

9. 땅 위에 앉기

서든 앉든 땅 에너지에 다가가는 방식은 다 똑같다. 땅 아래로 의식을 집중하는 것이다. 그러면 에너지의 흐름이 일어나, 척추를 따라 에너지가 위로 상승해서 정수리까지 다다른다. 선 자세에서는 발을 통해 아래로 향하고, 앉은 자세에서는 엉덩이를 통해 아래로 향한다.

훈련 12 몸을 옥죄지 않는 복장을 하고 땅 위에 앉을 곳을 찾는다. 등을 곧게 펴되 편안한 자세로 앉아서 엉덩이가 땅에 닿는 느낌에 집중한다. 대부분의 경우 가부좌는 힘든 자세이다. 이런 자세로 앉기가 어렵거나 어깨를 구부리지 않고는 이렇게 앉을 수 없을 경우, 등을 기댈 수 있도록 나무 같은 것을 받쳐준다. 접은 담요나 약간 딱딱한 쿠션을 엉덩이에 받치고 앉는 것도 좋은 방법이다. 이제는 두 눈을 감고 앉은 자세에서 몸의 중심을 찾는다. 집중을 하다 보면 중심이 어디인지는 저절로 분명해진다. 중심을 찾은 후에는 아래로 손을 뻗어 그 중심점에 손을 갖다댄다. 이 부분은 해부학적으로 어떤 구조를 갖고 있을까? 이 부분이 중심인 이유는 무엇일까? 이 훈련을 반복하면서, 그 결과가 같게 나타나는지 아니면 다르게 나타나는지 잘 관찰한다.

훈련 13 고요히 땅 위에 앉아 중심에 의식을 집중한다. 몇 분 동안 이 상태를 지속한 후 어떤 변화가 일어나는지 느껴본다.

앉은 자세에서 몸의 중심, 즉 척추 에너지의 맨 아랫부분에 집중하는 것은 발바닥에 의식을 집중하는 것과 마찬가지이다. 이렇게 주의를 집중하면 선 자세에서 발에 의식을 집중했을 때처럼 땅으로부터 에너지의 흐름이 일어나는 것을 느낄 것이다.

훈련 14 다음 날, 땅 위에 앉아 몸의 중심에 의식을 집중하다가 중심을 통해 땅 속으로 의식을 이동시킨다. 몸이 에너지로 충만해질 때까지 이를 계속한다. 서 있을 때와 같은 방식이다.

일주일간 매일 이 훈련을 한다. 땅바닥이나 마루, 의자 위 어디든 좋다. 많은 사람들이 가부좌를 하지 못하는데 그럴 경우에는 의자에 앉아 하는 것도 좋다. 서서 하는 훈련과 이를 비교해 본다. 어떤 차이점이 느껴지는가? 비슷한 점은 무엇인가? 언제 어떤 자세로 하는 것이 가장 효과적인가?

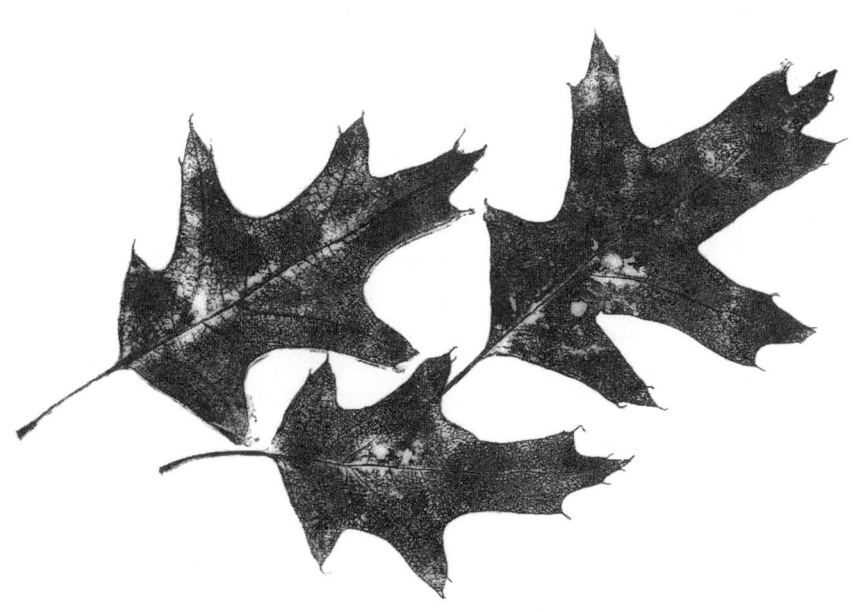

10. 집중하면서 걷기

땅 깊은 곳까지 다가가 에너지의 흐름을 증가시키는 방법을 터득했다면, 이제는 움직일 준비가 된 것이다. '훈련 17'을 시작하기 전에 회음부의 해부도를 찾아본다. 그리고 척추와 골반을 그린 다른 해부도도 찾아본다. 이들이 서로 어떤 식으로 맞물려 있는가? 이를 이해하면 척추의 맨 아랫부분에서 생겨나 골반 맨 밑에 있는 회음을 통과해서 흐르는 첫 번째 차크라를 시각화하는 데에 도움이 될 것이다.

훈련 15 통상적인 방식으로 앞서 배운 서서 하는 훈련부터 시작한다. 배뇨 작용을 멈추게 하는 근육들을 순간적으로 수축시킨다. 그 근육들을 이완시킨 후 오줌이 지린 듯한 감각에 집중하면서 걷는다. 집중력이 흐트러질 때마다 순간적인 근육 수축을 반복한다.

5분 동안 이를 지속할 수 있게 되면 다음 단계로 넘어간다. 다음 단계 역시 서서 하는 훈련으로 시작한다. 이 훈련이 끝나면 허리부터 목까지 척추의 감각에 의식을 집중한다. 그리곤 허리에서 목에 이르는 척추 부분에 의식을 집중한 채 에너지가 흐르는 느낌을 경험하면서 걷는다. 이런 식으로 2분 동안 걸은 다음 '훈련 16'을 한다.

훈련 16 서서 하는 훈련을 시작한 다음, 몸통의 앞쪽에서 위로 흐르는 에너지의 흐름에 집중한다. 에너지가 흐름에 따라 몸통이 미묘하게 위로 들려지는 듯한 느낌이 들 것이다. 이 에너지의 흐름에 집중하면서 걷는다. 일주일 동안 매일 반복한다.

훈련 17 다음 주에는 약 2분 간격으로 몸통의 앞부분과 척추에 번갈아 의식을 집중하면서 걷는다. 그 다음 주에는 가능하다면 걸으면서 동시에 몸통의 앞부분과 척추에 의식을 집중한다. 에너지의 흐름에 의해 고양되는 경험을 할 것이다. 다시, 성공에 필요한 충분한 에너지를 얻으려면 이 훈련은 물론 다른 강도 높은 훈련을 하기 전에 서서 하는 훈련을 한다.

이 마지막 훈련을 하는 단계에 이르면 효율적이고도 편안한 자세로 고요히 걸을 수 있을 것이다. 좀더 긴 기간 동안 이 마지막 훈련을 한다. 그러면 곧 다른 사람들과 함께 걷는 동안에도 이 훈련을 할 수 있게 될 것이다.

걷기가 피곤할 때는 잠시 멈추어 서서 운동을 한다. 땅과의 에너지 연결을 강화함으로써 다시금 힘을 보강하는 것이다. 이는 크든 작든 두려움의 순간을 빨리 극복하는 방법이기도 하다.

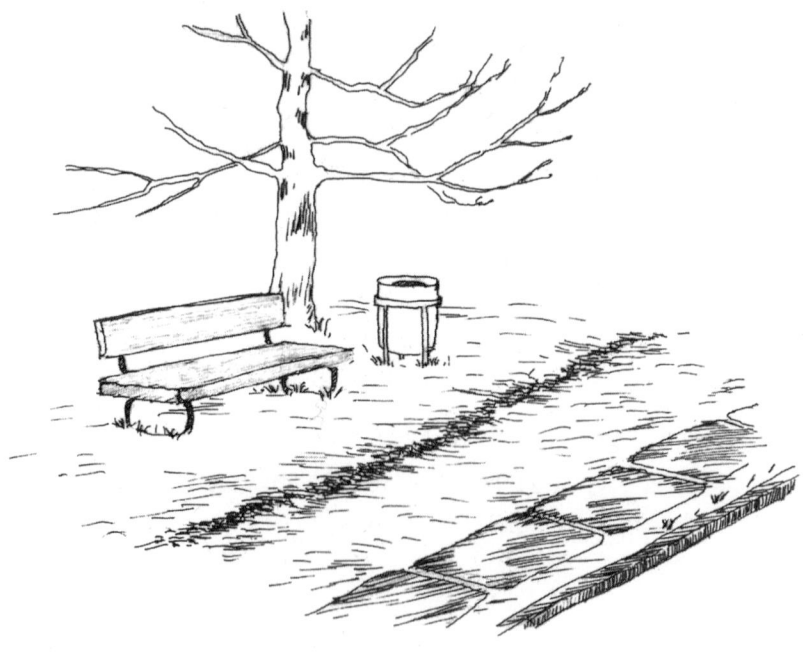

11. 침묵 속에 앉아 있기

지금까지 좀더 효율적으로 서 있거나 걷는 법을 익혔다. 이제 이 향상된 집중력과 에너지 운용을 이용해서 더욱 전통적인 명상을 해본다. 고요한 에너지의 흐름 속에 앉아 있는 것이 이 명상의 목적이다. 이를 완벽하게 익히고 나면 일상의 삶이 보다 평온해질 것이다.

훈련 18 서서 하는 훈련을 시작한다. 다음에는 의자에 앉아, 등은 곧게 펴고 무릎은 약간 벌리며 발은 편안히 바닥에 갖다댄다. 등이 곧게 펴지지 않으면 엉덩이를 의자 안쪽으로 들이민다. 의자가 무릎과 엉덩이 사이의 길이보다 깊지 않을 경우 엉덩이의 위치를 바로잡아 주면 척추는 자동적으로 펴진다. 의자가 더 깊을 때에는 등뒤에 쿠션을 댄다. 발이 편안히 바닥에 닿지 않으면 발 밑에 베개나 두꺼운 책을 댄다. 두 손은 무릎 위에 편안히 올려놓는다.

이제 배뇨 작용을 하는 근육들을 순간적으로 수축시킨다. 그리곤 1, 2분 동안 그 머뭇거리는 듯한 감각에 의식을 집중한다. 서서 하는 훈련에서처럼 이는 에너지를 발생시킨다. 집중이 끝나면 한 손이나 양 손을 가슴의 중심에 갖다댄다. 손과 몸이 만나는 곳에 의식을 집중한 채 앉아 있는다. 힘이 들 때까지 이 자세를 유지하되, 애써 참아야 할 정도로는 지속하지 않는다. 이 훈련의 목적은 의식을 가슴에 집중한 채 편안히 앉아 있는 법을 익히기 위한 것이지 우리를 갈등 속으로 몰아넣기 위한 것은 아니기 때문이다. 언제나 시작은 서서 하는 훈련으로 해야 한다는 것을 잊지 말아야 한다. 편안하게 약 2분 동안 이 자세를 유지할 수 있을 때까지 원할 때마다 자주 이를 반복한다. 그런 후에 다음 단계로 넘어간다.

훈련 19 서서 하는 훈련으로 준비를 마친다. 그런 다음 '훈련 18'에서와 같은 자세로 앉는다. 두 손을 가슴 위에 얹고 의식을 집중하는 것이다. 이런 자세로 고요히 앉는다. 이렇게 평온하게 준비를 마친 뒤 식사를 하거나 휴식을 취하거나 친구를 만나거나 하루를 여는 등의 활동을 시작한다. 원할 때마다 자주 이런 훈련으로 활동을 준비한다.

이 훈련에 더 익숙해지고 나면 다른 사람들의 이야기를 듣는 동안에도 이 훈련을 한다. 처음에는 물론 어려울 것이다. 하지만 곧 익숙해질 뿐만 아니라 이 훈련이 자신은 물론 다른 사람들에게도 평온함과 힘을 준다는 사실을 깨달을 것이다.

이 명상이 가능한 것은 지금까지 설명한 모든 훈련들 덕택이다. 집중력을 강하게 만들어주는 것이 바로 에너지의 흐름이기 때문이다. 에너지의 흐름을 향상시켜 주는 그 모든 준비 과정이 없었다면, 명상은 고작해야 의지나 자기 절제의 실험 수준에서 그치고 말 것이다. 이런 식의 명상은 좌절감과 죄의식만 불러일으킨다.

명상은 비의적인 것도 불가해한 것도 아니다. 그저 우리를 건강하고 평온하게 만들어주는 일상의 활동일 뿐이다. 명상은 우리의 건강을 향상시켜 다른 사람들까지 치유하게 도와준다.

12. 명상 방식으로 식사하기

이제 평화롭게 식사를 할 수 있는 준비가 다 되었을 것이다. 정말로 그렇다면, 건강은 물론 삶의 질 역시 크게 향상될 것이다. 그러나 평온한 식사를 가능하게 하는 에너지 운용 기술이 없을 때에는 이것도 불가능하다.

훈련 20 서서 하는 훈련으로 시작한다. 명상을 할 때처럼 홀로 식탁에 앉는다. 가슴의 중심에 의식을 집중한 채 음식을 한 입 떠 넣는다. 물론 책을 읽거나 이야기를 해서도, 음악이나 텔레비전을 켜두어서도 안 된다. 음식을 다 넘긴 후에는 수저를 내려놓는다. 잠시 멈추어 가슴의 중심에 의식을 집중한다. 다시 수저를 든다.

처음부터 이 새로운 방식으로 식사를 끝마칠 수는 없다. 반 정도만 이 새로운 방식으로 식사를 하고, 나머지 반은 이전의 방식대로 한다. 그리고 두 방식의 차이를 비교해 본다. 일주일 동안 모든 식사를 이런 식으로 해본다. 이 새로운 습관을 몸에 붙이는 데 얼마나 오랜 기간이 걸리는가?

그 다음 주에는 처음부터 끝까지 식사를 이 새로운 방식으로 한다. 홀로 고요 속에서 음식을 먹는다. 필요할 때마다 자주 식사를 멈춘다. 이런 방식이 식욕과 기분에 어떤 영향을 미치는가? 고혈압이나 높은 콜레스테롤 수치로 고통받고 있다면, 2주 동안 이런 식으로 식사를 한 후 몸의 상태를 점검해 본다. 그리고 과체중일 경우에는 2주간 이 훈련을 하고 나서 시작할 때와 끝마쳤을 때의 몸무게를 비교해 본다.

이런 명상적인 식사는 소화 기관을 이상적인 상태로 만들어준다. 그 결과 소화 기관의 효율성은 증가하는 반면 소화에 들어가는 에너지는 줄어든다. 다른 활동에 쓸 수 있는 에너지를 더 많이 갖게 되는 것이다. 만성적인 소화나 배설 문제로 고통받을 경우에는 특히 이 훈련이 좋은 해결책이 되어줄 것이다.

13. 휴식 취하기

집중력도 떨어지고 몸도 불편하고 감정 관리도 힘들어질 때에는 휴식을 취하는 것이 좋다. 대부분의 사람은 세 시간 단위의 사이클을 갖고 있다. 그러므로 세 시간에 한 번씩은 간단하게 휴식을 취하는 것이 좋다.

훈련 21 등을 바닥에 대고 눕는다. 왼손을 가슴 중앙에 놓고, 오른손은 엉덩이에 갖다댄다. 고요하게 가슴과 맞닿은 손의 감각에 집중한다. 느낌에 변화가 일 때까지 이를 지속한다. 무언가 부드러워지거나 가벼워진 듯한 느낌이 들면 휴식을 멈춘다. 그 이상 휴식을 지속하면 도리어 에너지를 잃을 수 있다.

이 체계적인 휴식을 마친 후에는 일어나 서서 하는 훈련을 한다. 이는 에너지의 흐름을 재가동시킨다. 물론 등을 곧게 펴고 앉아 휴식을 취할 수도 있지만 이 자세는 좀 어렵다. 두 자세로 휴식을 취해 본 후 서로를 비교해 본다.

서기나 앉기, 걷기, 먹기, 휴식하기 등의 기본적인 활동들에 에너지를 이용하는 법을 터득해야 한다. 고요하게 주의를 집중해서 이런 활동을 하면 일상이 한결 경쾌해질 것이다.

우리를 건강한 사람으로, 훌륭한 치유자로 만들어주는 것은 바로 일상의 삶과 좋은 에너지 습관의 결합이다. 치유자는 치유 세션과 같은 고립적인 시간들을 통해서만 치유를 하는 것이 아니다. 내 삶의 방식으로 다른 사람들에게 좋은 영향을 미치는 것, 그것이 바로 진정한 치유자의 길이다.

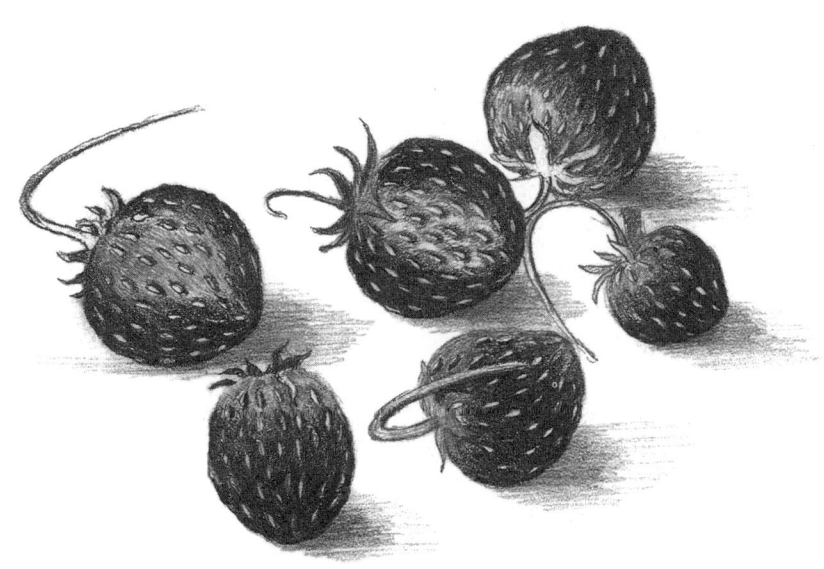

14. 가슴에 집중하기

먼저 '훈련 18'을 시작한다.

며칠간 '훈련 18'을 하고 나면 가슴이 확장되는 느낌이 들 것이다. 그러면 다음 며칠간 훈련을 시작한 후 가슴이 확장되는 미묘한 느낌에 주의를 집중한다. 그러나 일부러 가슴을 확장시키려고 애써서는 안 된다. 자연스럽게 확장되도록 만들어 그 느낌에 주의를 기울인다. 명상을 마친 후에는 몸과 마음의 상태에 주의를 기울이면서 느긋하게 주변을 거닌다. 그리곤 자신의 느낌들을 말로 표현해 본다.

이제 사랑을 실천할 충분한 준비가 되었다. 그러나 충분한 힘이 수반되지 않을 경우 이는 감상에 머물고 만다. 앉거나 서서 하는 훈련은 단순한 준비에 불과한 것이 아니다. 이는 땅의 에너지에 다가가 우리 자신은 물론 주변 사람들의 삶을 향상시킬 충분한 힘이 있는 사랑으로 우리의 사랑을 전환시키는 일이다.

훈련 22 두 번째 주에는 서서 하는 훈련을 한 후에 앉아서 고요히 가슴의 중심에 의식을 집중한다. 그러나 이번에는 가슴에서 4, 5센티미터 척추를 향해 들어간 곳에 집중점을 두고, 1, 2분 동안 집중을 계속한다. 일주일 동안 매일 적어도 두 번씩 이를 반복한다.

이 훈련은 우리를 네 번째 차크라 속으로 들어가게 해준다. 그러므로 이 훈련을 계속하면 행복과 사랑, 평온함의 감정이 싹트는 것을 느낄 것이다. 원할 때마다 자주 이 훈련을 한다. 자주 하면 할수록 삶의 질도 더욱 향상될 것이다. 그러나 화가 났거나 피곤하거나 두려움이 있을 때에는 안 하는 것이 좋다.

훈련의 초반부에는 땅으로부터 올라오는 에너지에 다가가면서 에너지의 수직적인 흐름에 의식을 집중했다. 덕분에 이제는 에너지를 옆으로까지 확장시킬 수 있게 되었다. 그러나 이런 훈련들은 에너지의 수직적인 흐름에 초점을 맞추는 훈련을 대신해 주지는 못한다. 이런 훈련들은 부가적인 것으로, 에너지의 수직적인 흐름에 집중하는 첫 단계의 훈련을 마친 후에나 할 수 있는 것들이다.

전혀 진척이 없어도 앞서 설명한 훈련들을 매일 실천하면서 가슴에 의식을 집중한다면 삶이 몰라보게 향상될 것이다.

15. 다양한 상황에서의 가슴 집중

이제는 다른 사람들과 마주앉은 자리에서 가슴을 열 때이다. 이렇게 하는 것이 전통적인 방식보다는 훨씬 유쾌하고 효과적이다.

훈련 23 가정에서 식구들과 함께 있을 때에는 가슴을 열고 앉지만, 텔레비전을 보거나 시끄러운 음악을 듣는 동안에는 그렇게 하지 않는다. 아이를 돌볼 때에도 가슴에 의식을 집중한다.

훈련 24 야채 가게에서 점원과 마주하고 있는 동안 가슴에 의식을 집중해 본다. 은행 출납계원이나 가게 점원을 상대로 이런 훈련을 반복한다. 전화 통화를 할 때에도 마찬가지이다. 이런 훈련을 할 수 있는 상황은 물론 무수하다. 가슴을 열고 타인들과 관계를 맺는 것, 이것이 바로 진정한 치유자가 되는 첫걸음이다.

16. 치유자로서의 삶

지금까지 설명한 훈련들은 핵심적인 기술을 담고 있다. 이 기술을 완벽하게 익히면 훨씬 더 건강하고 선량한 사람으로 변화할 것이다.

자연 속에서의 훈련들은 자연 에너지를 통해 우리에게 가르침을 주고 우리를 향상시켜 준다. 이 훈련들은 우리가 진정 누구인지를, 즉 땅의 일부이며 자연의 일부라는 것을 매일 상기시켜 주기도 한다.

치유자가 된다는 것은 곧 자신의 에너지 흐름을 자유자재로 다스리게 된다는 의미이다. 이렇게 되면 우리 주변의 사람들 역시 무의식적으로 우리의 차원 높은 에너지 구조를 모방함으로써 더욱 나은 사람으로 거듭날 것이다.

옮긴이 말

자연만한, 땅만한 보약이 있을까?

지난 일년 산책을 참 많이 했다. 몸이 무거울 때도, 마음속에 잔뜩 먹구름이 끼었을 때도, 머리가 뜨거워질 때도…… 무작정 산으로 발걸음을 돌렸다. 가까이에 작으나마 홀로 걸을 산길이 있다는 것을 천운으로 여기면서. 그렇게 산 공기를 마시다 보면 몸과 마음을 무겁게 짓누르던 잿빛의 바위덩어리들도 온데간데없이 사라져버리고, 보다 투명하게 심신이 되살아나 공중을 가볍게 날아다니는 것 같은 기분마저 들었다.

처음에는 이런 즐거움에 들떠서 지나치게 욕심을 내기도 했다. 얼른 더 건강해져야지. 일도 얼른 끝마치고. 무의식 속의 부정적인 응어리들도 얼른 녹여버리고. "관 뚜껑을 들어올리는 힘으로", 아니 그보다 더 건강하고 큰 힘으로 내 일상을 휘감고 있는 안개를 거두어내야지. 그러나 어느 순간, 이런 욕심이 나를 더욱 좁고 딱딱하게 만든다는 걸 깨달았다. 매일 밟는 땅도, 매일 보는 길가의 나무들도, 매일 떠다 먹는 약수도 온전히 내 안으로 스며들기를 거부했다. 나의 조급함과 욕심으로 인해 그들과 나 사이에 보이지 않는 막이 생겨버렸기 때문이다.

그후로는 할 일을 안 해도, 꼭 치러야 할 의식에 참석하듯, 아니 즐거운 놀이를 하듯 마음 편히 산책을 즐겼다. 그러자 발밑에 와 닿는 땅의 살결이며 매일 변화하는 산의 표정들, 사람들의 발길을 피해 구부정한 허리로 힘들게 생명을 유지하고 있는 길가 나무들의 고통이 보다 생생하게 느껴지기 시작했다. 그로 인해 산길을 걷는 시간은 더욱 달콤해졌고, 동무가 있든 없든 한결 같은 즐거움을 유지할 수 있었다. 일은 제대로 안 하면서도 여간해선 산책을 거르지 않은 걸 보면, 산책이라는 즐거운 유혹이 주는 기쁨이 크긴 컸던 것 같다.

그러나 자기 방기와 동적인 명상의 경계에 아슬아슬하게 걸쳐 있는 이런 즐거운 유혹의 시간 속에서 나의 심신은 드러나지 않게 건강해져 갔고, 이제는 조금씩 그 변화가 느껴지는 것도 같다. 내게 이런 즐거운 유혹의 그물을 던져준 이 책에 그저 감사할 따름이다. 이 책으로 인해 산의 시원한 공기를, 땅의 건강한 에너지를, 나무의 포근한 사랑을, 홀로 걷는 달콤한 즐거움을, 더불어 건강함의 의미를 아주 조금 알게 되었기 때문이다.

사람이란 참 지혜로우면서도 어리석은 존재인 것 같다. 자기 몸으로 직접 고통을 경험하기 전까지는 웬만해선 변화할 줄 모르기 때문이다. 이 책의 저자 역시 여행중에 얻은 기생충 감염으로 사망 선고를 받기 전까지는 그저 잘 나가는 평범한 심리 치료사에 지나지 않았다. 그러나 살 날이 두 주밖에 안 남았다는 선고 앞에서 그가 할 수 있는 일은 아무것도 없었다. 죽을 만큼 아픈데, 죽음이 코앞에서 대기하고 있는데 무얼 할 수 있겠는가? 하지만 위기는 곧 기회라고 했던가! 그는 몸의 본능적인 힘에 이끌려 맨발로 땅과 만나기를 계속했고, 그 시간 속에서 누구도 기대하지 못했던 기적적인 치유를 경험했다.

또한 전에는 한 번도 느껴보지 못했던 새로운 통찰들도 얻었다. 땅과 하늘과 나무들을 바라보는 새로운 시각, 모든 살아 있는 존재들이 가진 에너지와 인체와의 미묘하고도 신비로운 관계, 그 관계를 통해 아픈 몸을 치유하는 법, 자기 몸의 메시지를 정확하게 듣는 법 등을 터득한 것이다. 나아가 이런 터득은 그를 단순한 심리 치료사가 아닌 진정한 힐러healer로 거듭나게 했다. 사람의 몸은 물론 마음과 영혼까지 어루만져줄 수 있는, 삶의 스승과도 같은 힐러.

이 책에는 죽음 앞에서 죽음을 담보로 얻은 저자의 이런 통찰들이 간결하면서도 힘찬 언어로 기록되어 있다. 자연의 에너지, 땅과 나무의 에너지는 우리를 어떤 식으로 치유해 주는지, 우리 몸의 에너지는 어떤 식으로 움직이고 있는지, 자연의 에너지를 통해 스스로를 치유하고 싶은 사람은 어떤 마음가짐을 가져야 하는지, 진정한 힐러는 사람과 자연에 대해 어떤 태도를 가져야 하는지, 어떤 방식 어떤 마음가짐으로 땅을 밝고 나무를 끌어안아야 하는지…… 자연 속에서 자신을 치유하는 데 필요한 모든 예의와 구체적인 운동 방법들이 폭넓게 소개되어 있다.

자연의 소리까지 그림으로 담아낸 것 같은 일러스트와 함께, 시적인 울림과 여백의 아름다움까지 갖춘 이 책은 그 자체로 일종의 주술적인 힘까지 느끼게 해준다. 그러나 모든 주술의 효력은 그 주술을 행하는 자의 믿음에 따라 결정되는 것이 아닐까? 진정으로 건강해지고 싶은 이라면 먼저 이 책이 전하는 지혜를, 자기 자신을 믿어야 할 것 같다. 믿음이란 곧 자신을 향한 기도에 다름 아닌 법. 새 해, 새 봄 이 책을 안내자삼아 겸허한 마음으로 자신을 향해 기도하다 보면, 가볍고 생기 있게 거듭나는 자신을 발견할 것이다.

마지막으로 이 책을 탄생시키고 키워준 이들에게 감사하지 않을 수 없다. 무릇 모든 관계에는 치유의 씨앗이 숨어 있는 법. 이 책의 알맹이와 그릇을 아름답게 다듬어준 샨티 식구들, 일년 내내 엄마처럼 혹은 친구처럼 길동무에 재미난 이야기들까지 들려주신 진우 스님, 그리고 건강하고 밝은 사람이 되고픈 마음으로 이 책을 집어들 많은 독자들에게 감사의 마음을 전하고 싶다. 모든 독자들에게 소중한 선물이길 바란다.

2004년 1월
박윤정

샨티의 뿌리회원이 되어
'몸과 마음과 영혼의 평화를 위한 책'을 만들고 나누는 데
함께해 주신 분들께 깊이 감사드립니다.

개인

이슬, 이원태, 최은숙, 노을이, 김인식, 은비, 여랑, 윤석희, 하성주, 김명중, 산나무, 일부, 박은미, 정진용, 최미희, 최종규, 박태웅, 송숙희, 황안나, 최경실, 유재원, 홍윤경, 서화범, 이주영, 오수익, 문경보, 여희숙, 조성환, 김영란, 풀꽃, 백수영, 황지숙, 박재신, 염진섭, 이현주, 이재길, 이춘복, 장완, 한명숙, 이세훈, 이종기, 현재연, 문소영, 유귀자, 윤홍용, 김종휘, 보리, 문수경, 전장호, 이진, 최애영, 김진회, 백예인, 이강선, 박진규, 이욱현, 최훈동, 이상운, 김진선, 심재한, 안필현, 육성철, 신용우, 곽지희, 전수영, 기숙희, 김명철, 장미경, 정정희, 변승식, 주중식, 이삼기, 홍성관, 이동현, 김혜영, 김진이, 추경희, 해다운, 서곤, 강서진, 이조완, 조영희, 이다겸, 이미경, 김우, 조금자, 김승한, 주승동, 김옥남, 다사, 이영희, 이기주, 오선희, 김아름, 명혜진, 장애리, 신우정, 제갈윤혜, 최정순, 문선희

단체/기업

(주)김정문알로에, 한경재단, design Vita, PN풍년, 사단법인 한국가족상담협회·한국가족상담센터, 생각과느낌 소아청소년 성인 몸 마음 클리닉, 경일신경과 | 내과의원, 순수피부과, 월간 풍경소리, FUERZA

이메일로 이름과 전화번호, 주소를 보내주시면 샨티의 신간과 각종 행사 안내를 이메일로 받아보실 수 있습니다.

전화 : 02-3143-6360 팩스 : 02-6455-6367
이메일 : shantibooks@naver.com

식물은 의식을 지닌 영적 존재로서 우리의 치유를 돕고자 곁에 와 있다.

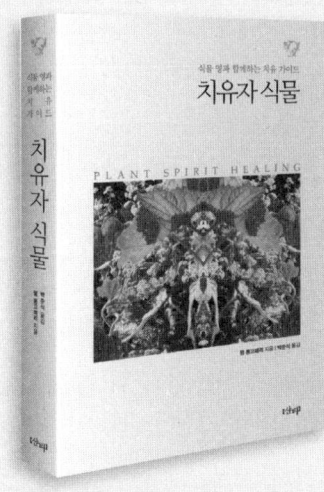

팸 몽고메리 지음
박준식 옮김
360쪽 | 18,000원

식물 영과 함께하는 치유 가이드
치유자 식물

"우리의 몸과 마음 그리고 의식의 치유에서 식물이 얼마나 소중한 존재인지 설득력 있게 풀어낸다. 식물이 한갓 자원이라는 편견을 넘어 의식 있는 영적 존재임을 알아차리고 교통할 때 우리가 다른 차원의 치유를 체험하게 될 거라는 구체적 방법도 제시한다."
　　　　　　　　　　　　　　　　　—**문숙**(영화배우, 자연치유 전문가,《문숙의 자연치유》저자)

"삶의 고단함에 지친 모든 이에게 이 책은 필수다. …… 몸과 마음을 정화하고 치유하는 나무의 마력이 담긴 경이로운 책이다."
　　　　　　　　　　　　　　　　　　　　　—**고규홍**(나무 칼럼니스트,《한국의 나무 특강》저자)

"엄청난 책이다. 북미 토착민의 지혜와 현대의 연구들, 과학, 양자물리학을 하나로 엮어서 약초 속에 내재해 있는 신성하면서도 강력한 본질을 생생하게 증언해 주고 있다."
　　　　　　　　　　　　　　　　—**로즈마리 글래드스타**(약초 치유사, 미국식물보존협회창립자)

HEAL
치유—최고의 힐러는 내 안에 있다

우리의 세포는 매일 조금씩 건강한 세포로 교체되고 있는데
우리는 왜 만성질환에서 벗어나지 못할까?

반대로 죽음의 문턱까지 갔다가 거짓말처럼 되살아난 종양 환자,
평생 휠체어 신세를 지게 될 거라 했지만 10주 만에 걸어서 병원을 나선 교통사고 피해자……
이들에겐 또 어떤 일이 있었던 것일까?

답은 바로 우리의 의식에 있다.

"생각이 병을 유발할 수 있다면, 생각이 병을 낫게 할 수도 있는가?
대답은 '그렇다'이다. 이 사실을 이 책을 통해 알게 될 것이다.
이 책은 독자 여러분의 삶을 바꾸기 위해 쓰인 것이다."
—조 디스펜자Joe Dispenza (《당신도 초자연적이 될 수 있다》 저자)

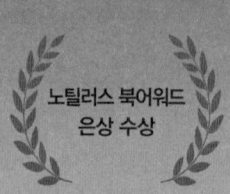
노틸러스 북어워드
은상 수상

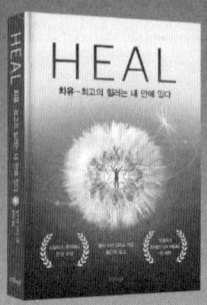

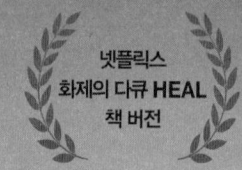
넷플릭스
화제의 다큐 HEAL
책 버전

켈리 누넌 고어스 지음 | 황근하 옮김 | 16,000원

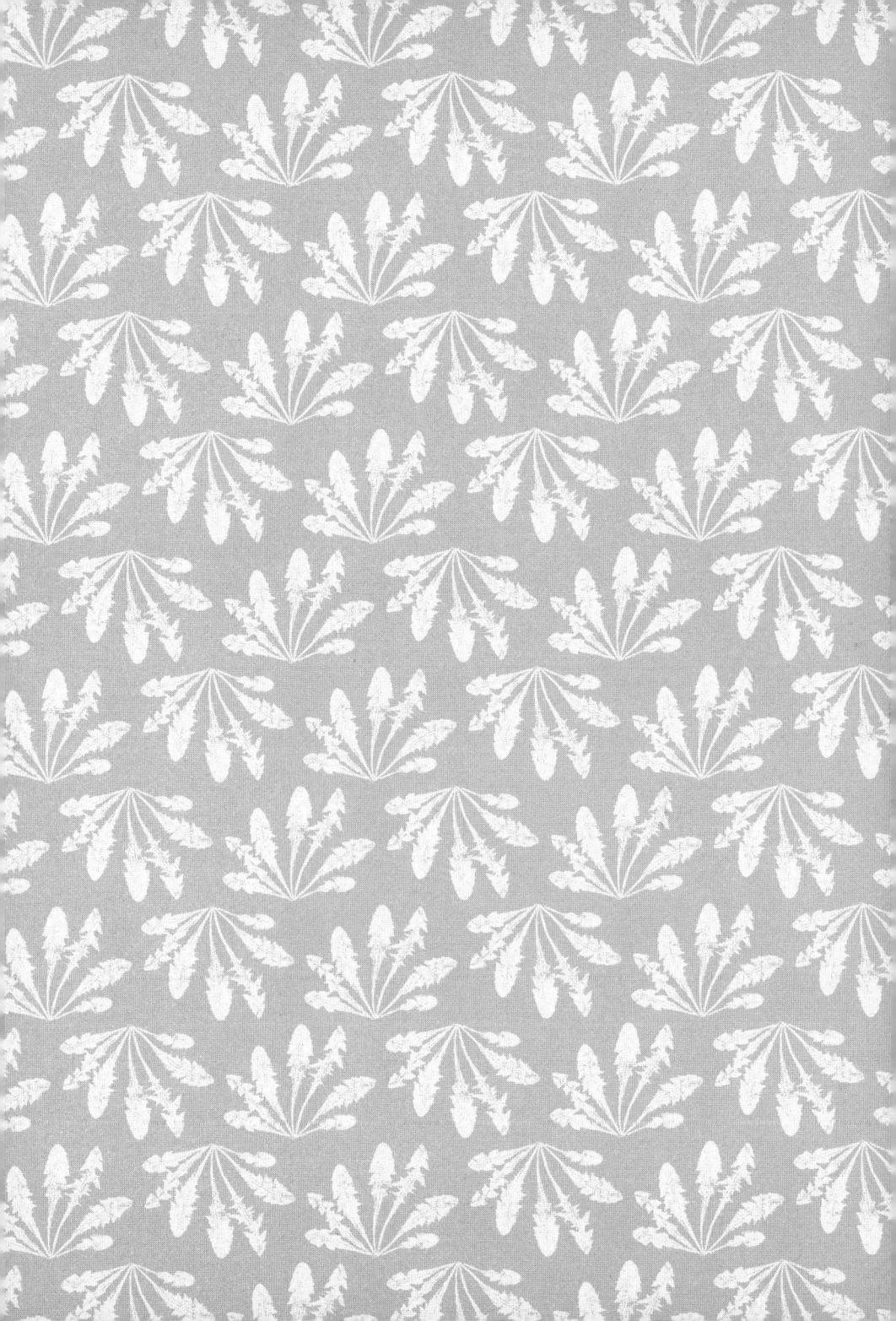

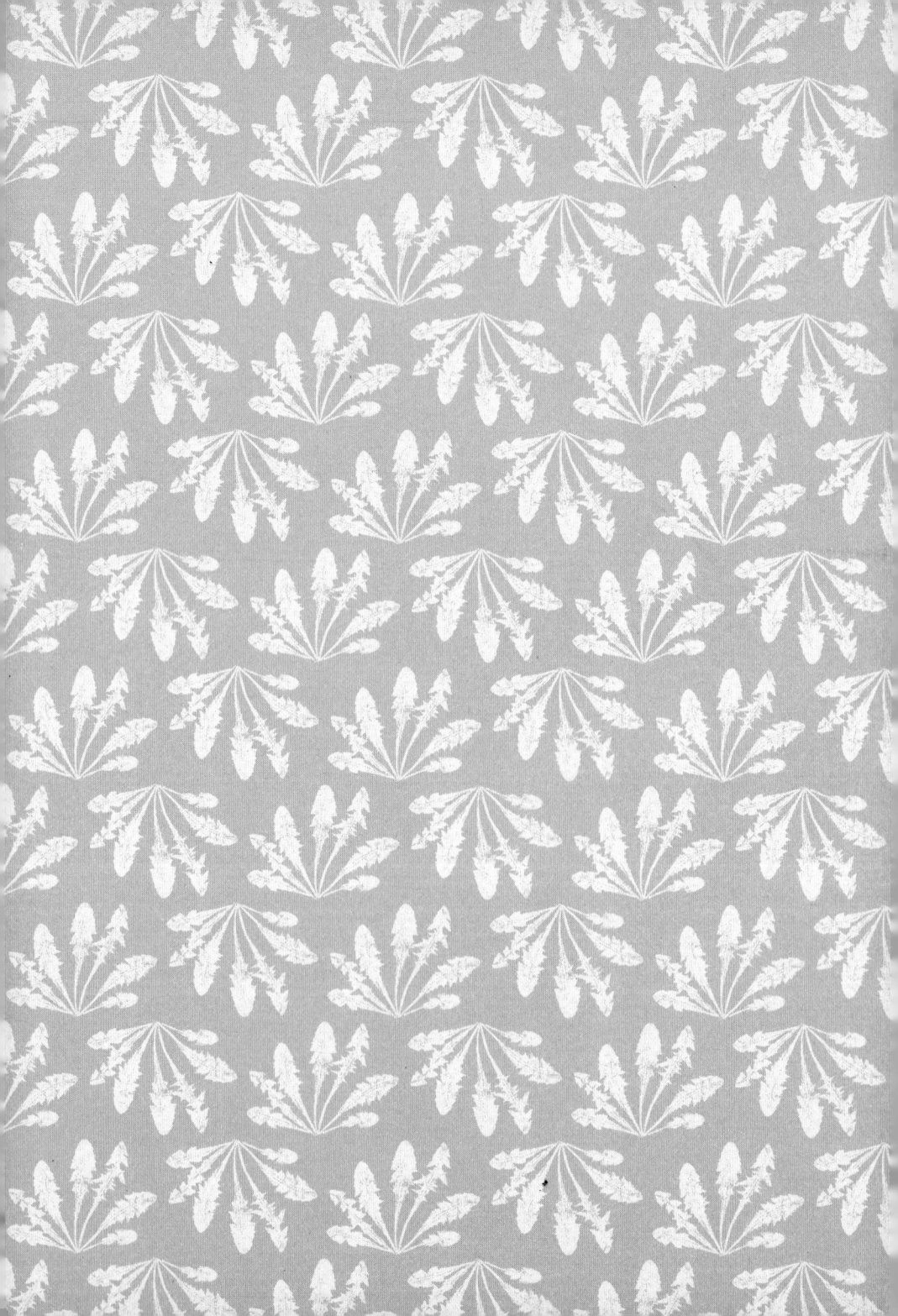